AF450324

CIENCIA Y VIDA. MI VERDAD

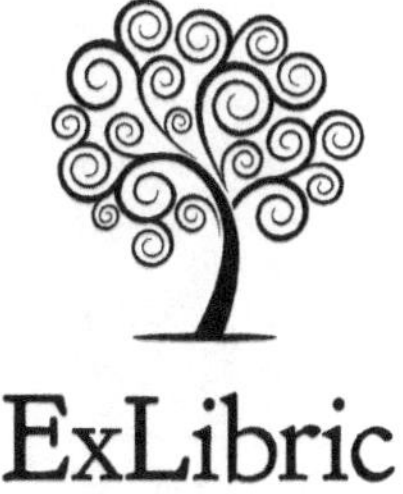

ExLibric

ANTONIO ALCAIDE GARCÍA

CIENCIA Y VIDA. MI VERDAD

EXLIBRIC

ANTEQUERA 2019

CIENCIA Y VIDA. MI VERDAD
© Antonio Alcaide García
© de la imagen de cubiertas: Pilar Coello Hueso
Diseño de portada: Dpto. de Diseño Gráfico Exlibric

Iª edición

© ExLibric, 2019.

Editado por: ExLibric
c/ Cueva de Viera, 2, Local 3
Centro Negocios CADI
29200 Antequera (Málaga)
Teléfono: 952 70 60 04
Fax: 952 84 55 03
Correo electrónico: exlibric@exlibric.com
Internet: www.exlibric.com

ISBN: 978-84-18912-65-8

Nota de la editorial: ExLibric pertenece a Innovación y Cualificación S. L.

ANTONIO ALCAIDE GARCÍA

CIENCIA Y VIDA. MI VERDAD

Índice

PRÓLOGO

Estoy segura de que cuando el profesor Alcaide me propuso que prologase su nueva obra *"Ciencia y Vida. Mi verdad"*, no era consciente del compromiso en que me situaba. Su primer libro, *"El último pescador romántico"*, viene precedido de una presentación de su buena amiga y escritora de merecidísimo éxito -¡cuántas novelas suyas han hecho cortas tantas horas de muchos lectores!- Julia Navarro. Sin duda las comparaciones son odiosas, y en este caso sobre todo para mí. Pero vamos allá.

Estas memorias que ahora nos regala Antonio nos muestran otra faceta de su vida. En su primer libro relataba sus grandes momentos de ocio. Aquí describe con maestría su ingente y abrumador trabajo científico. Una vida entregada a la ciencia.

El prólogo de un libro debe introducir a su lectura. Pues bien, en esta obra vamos a encontrar algo parecido a un desnudo integral. El eje argumental es el trabajo del científico pero enhebrando el hilo argumental principal, el autor vierte sin tapujos, disimulos, ni reservas, sus reflexiones personales. Nos dona sus sentimientos, ideas, pesares y alegrías.

Si al lector le atrae la investigación, sin duda le van a atrapar estas páginas. Ese, ir y venir, luchar y finalmente llegar, o no llegar, como bien describe el autor. El profesor Olalla Marañón decía: *"la investigación es un licor suave que acaba embriagando al que lo prueba"*. ¡Qué bien describen esas palabras lo que yo misma sentí cuando puse fin a mis estudios de Farmacia! Había disfrutado de una beca de Iniciación a la Investigación y quedé prendada del mundo microbiano. No importaban las horas que pasaras en el laboratorio, la curiosidad por conocer los resultados era inagotable. Los microorganismos se convirtieron en mis mejores aliados, casi unos compañeros de juego. Con ellos he disfrutado de grandes momentos.

En esta narración autobiográfica se identifica a un investigador igualmente enamorado de su trabajo. Fascinado por su profesión nos conduce de la mano por sus investigaciones en el campo de la Bioquímica, la Inmunología y la nueva Biotecnología. La claridad de sus explicaciones, sazonadas con un anecdotario rico, y siempre adornadas con las últimas innovaciones convierten al profesor Alcaide en un gran comunicador de ciencia.

Genera en el lector una sana ansia por comprobar en que quedó tal hipótesis o dónde se aplicaron los resultados de aquel proyecto de investigación antes explicado. Ese es el sueño de todo investigador, el que me cautivó también a mí cuando me incorporé como alumna interna en el departamento de Microbiología: encontrar alguna utilidad para mejorar la vida de las personas. Llegar a buen puerto es la mayor satisfacción de un investigador y saber que el fruto de tu trabajo va a suponer una mejora en la sociedad, imagino que es casi como tocar el cielo. Eso es lo que mueve al autor a desentrañar cada uno de los planteamientos de sus proyectos de investigación, y explorar hasta el final todas las posibilidades, porque Antonio no se rinde nunca. Aunque todo se ponga en su contra.

He disfrutado sobremanera con el apartado de los polisacáridos. No en vano el grupo de Investigación al que pertenezco,

"Exopolisacáridos Microbianos", siempre ha tenido por objetivo no sólo su aplicación en tecnología alimentaria, sino también como agentes biológicos. El extenso espectro de posibilidades que ofrecen los polisacáridos es solo comparable con las especies productoras. Hay mucho publicado, pero queda mucho más por describir.

El relato pone de manifiesto un rasgo que nunca encontraremos en su carácter, la pereza. Todo lo contrario. Hay que hacerse a la idea de ese permanente ir y venir de los años 70, Jordania, Inglaterra, Estados Unidos, Israel, Alemania, Francia, Japón, Corea del Sur, Turquía, Honduras... Trabajo científico acompañado de una incesante inquietud por descubrir cómo son las costumbres y las personas de otras civilizaciones.

Su mundo ha estado marcado por la serendipia, ese descubrimiento o hallazgo afortunado e inesperado fruto de la casualidad. Con esos golpes de fortuna ha evolucionado en numerosas ocasiones la ciencia, avatares que normalmente sólo se presentan en el curso de un trabajo perseverante y abnegado de años. Efectivamente puede ser suerte, pero los investigadores sabemos que también hay que buscarla con tesón, esfuerzo y trabajo abnegado. Esto es precisamente lo que vemos reflejado en la trayectoria descrita. El autor advierte cómo en ocasiones ha obtenido excelentes resultados científicos fruto de la casualidad, pero lo más importante es saber interpretarlos. Un resultado siempre vendrá enmarcado entre una serie de conocimientos previos e inciertas posibilidades. Estas páginas revelan que el profesor Alcaide, tiene la paciencia y el deleite necesario para extraer esas potencialidades. Aunque otras veces, como todo científico sabe, no se alcanza el fin perseguido. En el discurso de agradecimiento de un conocido Físico, por la concesión del premio Nobel, apuntaba con acierto: *"ustedes me conceden el galardón por este descubrimiento"* (refiriéndose al que le había lanzado a la fama). *"Yo en cambio, pienso que ese hallazgo vale tanto como las miles de ocasiones en que mis investigaciones acabaron en callejones sin salida".*

No me resisto a concluir este prólogo sin dedicar unas líneas a esa polipodiácea hondureña de nombre *Phlebodium decumanum* que le robó el corazón. Una valiente apuesta por su utilización en la lucha contra el SIDA y el Cáncer le ha llevado años de trabajo. Estoy segura de que estos extractos serán finalmente reconocidos como excelentes modificadores de la respuesta biológica.

Su carácter de científico no es puro, está contaminado, o mejor dicho adornado con grandes rasgos humanísticos: pensador, filósofo y escritor que comparte sus reflexiones a través de una narrativa entretenida, amena y cercana, haciendo incursiones, en el flamenco, la tauromaquia, las celebraciones de Semana Santa o el día de Andalucía. Sabe darle a todos los palos con idéntica brillantez, esa insaciable curiosidad por todo lo que le rodea.

El mundo está necesitado de personas que amen su trabajo, Antonio es uno de ellos. Es feliz y esa felicidad impregna sus relatos salpicados de dulces encuentros con personajes que van moldeando su vida, ya fuera un investigador brillante, una atractiva mujer o una joven portadora de VIH.

A través del texto no sólo descubrimos a una eminencia científica, se dibuja también ese hombre de bien, que nunca ha querido involucrarse en conflictos de intereses, en la política, que se ha hecho a sí mismo, sin deudas, y rodeado de excelentes equipos, magníficamente liderados por él. La historia de Antonio está plagada de valores, de todo eso que hace al hombre más hombre. El esfuerzo y tesón, el trabajo y la perseverancia del investigador; la generosidad y humildad para reconocer los errores; el compromiso y responsabilidad social; y la honestidad por encima de todo. Estos son los valores eternos que precisamos hoy y siempre. Sólo en esa atmósfera el científico progresa de verdad.

Gracias Antonio por esta pequeña joya narrativa donde te deslizas cómodamente por tus reflexiones y pensamientos, por ese mundo de silencios y aromas que describes con una pasión contagiosa.

Ana del Moral García

PREFACIO

Recuerdo los aromas y fragancias de mi niñez: una niñez en la que las flores olían. Aquellos claveles de intenso aroma dieron paso a esos otros claveles de hoy, homogéneos, bonitos, turgentes, frescos, pero sin olor. Afortunadamente, los nardos, los jazmines y la dama de noche han conservado su fragancia. Siempre. También la flor de azahar. Quizá la razón estribe en que estas pequeñas florecitas no sirven para adornar nada; solo tienen olor. ¡Pero qué aromas! Aromas de mi niñez que aparecen por sorpresa, sin buscarlos. Inconfundibles. Únicos. Aromas de vida. Aromas que esta sociedad globalizada no aprecia porque no los conoce. Los nardos siguen teniendo ese intenso aroma de nardo. La dama de noche, también. Un día, en un paseo nocturno por las proximidades del hotel Marriott, en Amán, capté el aroma cada vez más intenso a dama de noche; había una planta en el patio de una casita que se encontraba en mi camino. En otra ocasión, buscando nardos en Madrid, encontré una floristería que me prometió tenerlos en 48 horas; venían de Holanda y llegaron puntuales con su aroma embriagador. ¡De Holanda!, país especializado en cultivar fresones que no saben a nada y flores ornamentales inodoras. Decididamente, los nardos holandeses huelen a nardo porque no han entrado en el mundo de la «globalización ornamental».

Con frecuencia me gusta volver mi mente atrás y revivir situaciones que significaron algo en mi vida. Casi siempre ligadas a un aroma o a un sonido musical. Al pasar los años, mi corazón me suele decir si ese algo fue un algo profundo. Uno de esos días de sentimientos retrospectivos volví mi mente atrás, muchos años atrás, y me veía en el patio de aquel viejo Instituto Pedro Espinosa de mi pueblo, Antequera, con un esquema mental muy decidido, aunque algo cursi, de lo que debería hacer para, ya de mayor, comprender las bases científicas que explicaran el origen de los aromas; pura química y pura biología. También la salud y la enfermedad deberían tener sus bases científicas; de nuevo, pura química y biología. Lo tenía muy claro: era preciso que empezara a estudiar Química y Biología; de esta forma iría sentando las bases para, en un futuro, aprender Bioquímica, es decir, la química de la vida. Y después enriquecer día a día estos conocimientos iniciales, compartirlos y hacer algo para comprender los aromas de este mundo, incluido el aroma del sufrimiento, ese «aroma» asociado a la enfermedad. Todo un compendio de química de la vida: Bioquímica. Tenía entonces solo trece años y acababa de finalizar mis estudios de tercero de bachillerato. Recuerdo que aquel patio central de mi viejo instituto estaba contiguo al patio de acceso a la secretaría, en el que se enseñoreaba una gran planta de jazmín. Muy jovencito y algo pretencioso, debieron de pensar mis profesores. La Química y la Biología tendrían que esperar, me dijeron. Ya llegarían a su tiempo, en los cursos venideros... ¿A qué venía tanta prisa?

Pero yo no quería esperar. Y decidí ir aprendiendo estas cosas en los veranos. Y lo hice. De esta forma, a mi manera y con la extraordinaria ayuda de don Juan Hernández, hombre sabio que ejercía sus funciones de químico en la cercana fábrica de azúcar y que comprendió desde el principio lo que yo quería. Así fui adquiriendo conocimientos de química de la vida y puse las primeras piedras de lo que años más tarde se convertiría en una de mis pasiones: estudiar y tratar de comprender los mecanismos bioquímicos implicados en la vida y en la muerte o, dicho con más suavidad, en la salud y en la enfermedad. Con y sin aromas. De lo que fui aprendiendo en aquellos veranos quedé fascinado por ese laboratorio que se me antojaba perfecto: la vida. Así, me enfrenté a la Biología del curso preuniversitario «orgulloso de mis conocimientos». El primer capítulo del libro de texto trataba de los aminoácidos, y yo ya sabía aquello. Compartía este «orgullo» con mi otra pasión: la pesca y toda la belleza que había a su alrededor. Y no olvidaba los aromas que cada año empezaban a embriagarme aquellos meses de mayo con sus flores.

Pasaron muchos años. Y adquirí conocimientos. Y, sobre todo, aprendí a compartirlos. A mi modo, con arte, ya que estoy convencido de que enseñar es un arte: el arte de compartir lo que se sabe. Y enseñé. Y seguí pescando, al tiempo que otras pasiones se incorporaron a mi vida.

Hace unos pocos años cayó en mis manos el libro titulado *Doctor Chekhov*, escrito por John Coope en 1997, en su versión original inglesa. Estaba leyendo por aquel entonces el libro *Antequera norte de mi pluma*, de José Antonio Muñoz Rojas, nuestra gloria antequerana, Premio Nacional de Poesía en 1992, y pensaba en los motivos que me habían llevado e inspirado en mis trabajos de tantos años de investigación en Ciencias de la Salud. En la introducción del libro de John Coope se recogía el siguiente pensamiento de Chekhov:

> *«La medicina es mi esposa legal. La literatura, mi amante. Cuando me harto de una de ellas, paso la noche con la otra. No es esto lo más correcto, pero, al menos, evita la monotonía y nadie sufre mi infidelidad. Si no me hubiera dedicado a la medicina, nunca habría podido dedicar mi libertad de mente y mis pensamientos a la literatura».*

No pensaba de la misma manera Tolstoi, quien aseguraba que Chekhov habría podido ser un mejor escritor si no hubiera dedicado parte de su tiempo a la medicina.

En mi caso, quizá el haberme dedicado a la Bioquímica y mi pasión por comprender el funcionamiento de un organismo vivo —sano y enfermo— han hecho posible que, como Chekhov, dirija mi libertad de mente y mis pensamientos hacia otro lado, hacia Andalucía, a través de Antequera. Esa Antequera que, en palabras de Muñoz Rojas, está «a caballo entre las varias Andalucías y participa en alguna medida de todas ellas, como equidistante de sus centros mayores, Córdoba, Sevilla, Granada y Málaga, sufriendo sus grandes tentaciones y como cayendo y librándose de ellas. Esa Antequera, recostada y extendida, que se asoma a su vega, con todos sus caminos llanos hacia Córdoba o Sevilla, y que mira al norte, levante y poniente; y más lejana de donde más cerca se halla: Málaga, traficante y marinera».

Esa Antequera, en fin, que se regodea en su belleza y que no necesita salir de sí misma, anclada en su hoyo privilegiado, con sus espaldas bien resguardadas por el Torcal, con todo el misterio de sus dólmenes, toda la belleza de su vega y con su Peña de los Enamorados siempre dominadora.

Mi espíritu investigador me ha enseñado a comprender, sentir y amar a esa Andalucía tan compleja, a través de Antequera. ¿Cómo lo he hecho? A diferencia de Chekhov, sin exclusiones. Nunca he tenido que dejar a un lado uno de mis mundos para caer en los brazos del otro. Mis dos pasiones, además de la pesca, mis dos mundos se han complementado siempre. He observado, pensado, interpretado, aprendido, comprendido, sentido y asociado todo lo que hay en sus aromas, sabores, colores y sonidos —cante, toque y baile— de esas y otras Andalucías en diversos momentos de mi larga trayectoria científica, en la que he encontrado ilusión, brillantez, entusiasmo y también decaimiento, dudas, decepciones y envidias ajenas —para mí incomprensibles— y, en más de una ocasión, «embustes, calles sucias y lodo eterno», tomando estas palabras de Lope de Vega. Mis mundos se han complementado: mi espíritu científico me ha ayudado a acercarme al reflejo de Andalucía y de Antequera en sus aromas —azahar, jazmín, nardo, dama de noche—, en sus sabores —especias, canela, adobos, membrillo—, en sus colores —el azul intenso e inmaculado de su cielo, el rojo rosado del crepúsculo en la Peña de los Enamorados, el perfil como dibujado a plumilla de sus montañas— y en sus sonidos —copla, flamenco popular, flamenco profundo, con sus esencias de guitarra, cante y baile—. ¿Por qué esos aromas, sabores y colores son así y por qué esas guitarras, esos cantes y esos bailes son así?

A veces, el recuerdo de un aroma de nardo —mi fragancia preferida— me ha guiado a la hora de diseñar un experimento o establecer una hipótesis científica; en otras ocasiones, una imaginaria guitarra tocando por aires de Cádiz me ha acompañado cuando un experimento ha dado los resultados para los que había sido programado y realizado; el recuerdo de unos fandangos de Huelva —de Alosno, Almonaster, Valverde o Santa Eulalia—, surgidos de esos pueblos que cantan a cosas tan simples como la luz del día, el nido de una alondra, el relincho de un caballo enamorado, la fidelidad de un perro, una liebre amamantando a su cría, la dulzura de un cariño o la decepción y rabia de un desengaño, ha conmocionado mis sentimientos en la soledad, a veces fría, de un laboratorio perdido en un amanecer nebuloso de la región parisina, en un anochecer solitario en Filadelfia o en interminables jornadas en un humilde laboratorio cercano a las montañas de la selva de La Tigra, en Honduras. El esplendor y la expresividad de la copla han despertado en lejanos lugares, como en el lago Yojoa, en Honduras, en el que aquel toro enamorado de la luna quiso estar un amanecer de luna llena conmigo y con José, mi guardián y guía hondureño, en el lago y sus alrededores, mientras yo escuchaba atento las historias acaecidas, según él, en aquellas misteriosas aguas.

He aplicado, en definitiva, el método científico a algo tan lejano y tan fuera de todos los cánones científicos como lo es todo en Andalucía y en Antequera. Así pues, coincido con Chekhov en que la investigación biomédica, en mi caso, como la medicina en el suyo, me ha proporcionado la libertad de mente para entender todo lo andaluz. ¡Hasta el flamenco! —la literatura, en su caso—. El flamenco me ha dado, por su parte, fuerza, sosiego, inspiración. Y me refiero al flamenco en sentido amplio, resumido en este fandango de Almonaster, que empieza:

*De la mano siempre van
copla, folklore y flamenco
para hacernos disfrutar
del arte y del sentimiento
de esta tierra sin igual.*

De un lado, copla, folklore, flamenco en una Andalucía rebosante de aromas, luz, colores y sabores; y de otro, investigación, hipótesis científicas demostradas en la práctica experimental, hallazgos científicos buscados y no buscados —*serendipity*— y siempre ilusión por aprender más.

Hablemos, pues, de mis dos mundos y recordemos la penetrabilidad de ambos, con ejemplos personales en esta larga vida de alguien que ha querido siempre aprender amando y que tiene intactas sus ilusiones de seguir aprendiendo amando.

En las páginas que siguen, amigo lector, encontrarás rigor científico y verdades científicas; todo con sabor, aroma, color y sonido andaluz.

Capítulo 1

La humilde espinaca, *Spinacia oleracea*; sin flores ni aromas, pero con cloroplastos llenos de secretos y vida

Y así empezó todo en mi carrera científica: con espinacas como fuente de vida encerrada en sus cloroplastos, esas partículas que, como las mitocondrias, son el motor energético de la célula de plantas superiores. Era el comienzo de los años 60 del siglo XX; unos tiempos difíciles y, al mismo tiempo, felices para el estudio de mecanismos bioquímicos. Casi todo estaba por hacer en España. La Bioquímica, como rama independiente de la ciencia, no existía en nuestro país.

Para mí, un simple muchacho de pueblo, procedente de una universidad de provincias —Granada— con larga historia y tradición universitaria, sin apenas medios para investigar, pero con unos profesores que, con su incesante dedicación, llenaban de vida aulas y laboratorios, llegar al Consejo Superior de Investigaciones Científicas (CSIC), cuna de la ciencia y de la investigación, con medios para investigar, era un sueño.

«Desembarqué» con mi llorado amigo Antonio Cortés en el mismo edificio de la calle Serrano, 119 de Madrid; construido con el apoyo de la Fundación Rockefeller en la década de los 40 del siglo pasado. Antonio se instaló en el Instituto de Química Física Rocasolano, que ocupaba las plantas baja y primera. Allí dio sus primeros pasos en catálisis hasta convertirse en un reputado investigador, un símbolo de dignidad personal, que tanto hizo en silencio por dignificar la ciencia española y que fue admirado y querido por todos hasta su fallecimiento hace tres años. ¡Qué gran investigador, qué gran inteligencia y qué extraordinaria persona se nos fue! Conviví con Antonio en los estudios de licenciatura en Granada y seguí conviviendo durante nuestros estudios de doctorado; él haciendo ciencia «dura» en Química Física; yo, investigación mucho más amable en química de la vida. Continué admirando a mi amigo Antonio, andaluz de Almería, serio, cabal y de comportamiento rectilíneo y ético en todos los sentidos. Él decía admirarme por mi inteligencia, mi ironía y la rapidez en retratar de forma sarcástica la mediocridad que nos rodeaba, achacándome que, a veces, aun admitiendo lo certero de mis análisis, me excedía algo en mis críticas. A esto le respondía que yo era de Antequera, un pueblo seco, pegado a la montaña, y no de un dulce lugar de naranjas bañado por el Mediterráneo como su tierra almeriense.

El Instituto Alonso Barba

Mi laboratorio —el 306— se encontraba en la tercera planta del citado edificio Rockefeller. En aquel reducto pretendíamos hacer bioquímica. El instituto era pequeño y, como todo en aquella época, estaba «inundado» por los proyectos de investigación en distintas ramas de la Química Orgánica, desde el estudio de mecanismos de reacción a la química de polímeros, pasando por la química médica. He empleado la palabra reducto más que departamento; en efecto, era un reducto. Estaba feliz por encontrarme tan cerca de mi amigo de siempre, Antonio Cortés. Nuestras conversaciones científicas eran muy frecuentes en los desayunos y comidas —todo barato— que compartíamos cada día. Me agradaba, además, la proximidad del Instituto de Enseñanza Media Ramiro de Maeztu. Su nombre, su prestigio, ser cuna del mejor baloncesto del momento, el murmullo y los gritos de alegría de aquellos jóvenes estudiantes de bachillerato me hacían recordar aquel, mi humilde instituto de pueblo. A veces me sentía solemne en mi interior: yo había sido como aquellos estudiantes que alborotaban felices, pero ahora trabajaba como joven investigador en el CSIC. Nos encontrábamos, además, en la proximidad de la famosa Residencia de Estudiantes.

Las actividades científicas del Alonso Barba fueron trasladadas en 1966 al nuevo Centro de Química Orgánica Juan de la

Cierva. Tuve, pues, el honor de trabajar en el Alonso Barba los últimos años de su existencia. No podré olvidar mi aprendizaje de investigador en aquella planta tercera del edificio Rockefeller, dedicada al ilustre lepero Álvaro Alonso Barba, teólogo y gran metalúrgico, con dilatada vida de investigador en Perú, donde falleció en 1662 a los 93 años. Escribió en 1640 su gran obra *Arte de los metales.*

Fiel a mis ideas, quería iniciar mis investigaciones en química de la vida, Bioquímica. Mis conocimientos en esta rama de la ciencia eran escasos, ya que la asignatura de Bioquímica no existía como tal en la Facultad de Ciencias granadina, en la que estudié. Lo que había aprendido lo debía al apoyo y buena disposición del profesor Granados Jarque. En el desarrollo de su asignatura, Química Orgánica II, comprendió mi tendencia e interés hacia los estudios bioquímicos y recibí todo su apoyo para organizar dentro de su asignatura algunos seminarios en los que yo exponía algunos temas de Bioquímica. La bibliografía para el estudio y preparación de dichos seminarios la consultaba en la biblioteca de la sección granadina del CSIC. Ahí empezaron mis sueños y ahí se fraguó mi ilusión y respeto hacia lo pequeño: la célula, las partículas subcelulares y las pequeñas moléculas me fascinaron siempre.

Siempre quedará en mi recuerdo mi primer seminario sobre algo que no entendíamos bien en clase: el ácido glucurónico. Me estudié a fondo toda la bibliografía que cayó en mis manos en aquel fin de semana de la fiesta de la Inmaculada, en la que todo el mundo acudía a ver la fuente iluminada de la plaza del Triunfo... y yo estudiando cómo el organismo se las arreglaba para hacer esos ácidos urónicos vehículos para la eliminación de muchos fármacos en forma de glucorónidos, por ejemplo. Antonio —siempre él— supo el esfuerzo que hice aquellos días y, en tono jocoso, me dijo: «Espero que no nos "machaques"; sobre todo, no trates con tu tono de superioridad habitual a los profesores que piensan asistir a tu seminario». No podré nunca olvidar este seminario

Y comprendí que la vida dependía esencialmente de un reducido número de pequeñas moléculas y de la luz: el oxígeno (O_2), para la respiración celular; el nitrógeno (N_2), fuente inagotable de proteínas gracias a esas pequeñas bacterias fijadoras de nitrógeno atmosférico en leguminosas; el agua (H_2O), con oxígeno e hidrógeno en su molécula, y el dióxido de carbono (CO_2), con carbono (C). El esqueleto de la gran mayoría de las moléculas de la vida se forma y robustece con sus átomos fundamentales: C, H, O, N. La gran obra de la vida se completa con un reducido grupo de átomos minoritarios, como Mn, Mg, Fe, Cu, S... y con la energía oculta y silenciosa en los fotones de la luz. La pequeñita célula se las arregla para efectuar el gran ensamblaje y, partiendo de lo pequeñito, forma las grandes macromoléculas, en las que solo aparece el consabido grupo de átomos ya mencionado. Así pues, lo pequeño, manipulado por la pequeña célula y sus partículas subcelulares, se convierte a través de procesos metabólicos en moléculas grandes y pequeñas; unas —estructurales— destinadas a formar, revestir y apuntalar el edifico celular; otras —funcionales— encargadas de catalizar los procesos metabólicos; otras actuando en forma de reserva energética y otras cumpliendo su papel de señales químicas y mediadoras de muchos procesos. Aquí quedan encerradas las bases bioquímicas de la vida y, por ende, de la salud y la enfermedad.

Cuando llegué al CSIC, aconsejado por el profesor Granados Jarque, fui a la búsqueda de lo pequeño que estaba en el origen de la vida. Por sugerencia del profesor Municio, me fijé en la molécula de nitrógeno atmosférico (N2) y en cómo esta fuente de nitrógeno era aprovechada por bacterias del género *Rhizobium* para formar aminoácidos y proteínas en leguminosas. Otras bacterias, del género *Clostridium*, también eran fijadoras de N2. Y así intenté que *Clostridium pasteurianum* se convirtiera en mi fiel amiga: empecé mi trabajo experimental con ilusión y esperanza de que me iba a ser posible desgranar aquella vía tan compleja que iba desde el nitrógeno atmosférico (N2) hasta aminoácidos y proteínas. Visto desde ahora, creo que hice un buen trabajo, serio y metódico, logrando sintetizar algún posible intermedio nitrogenado, enriquecido con N15, isótopo no radiactivo del nitrógeno, único marcador para seguir la pista a los intermedios biosintéticos cuya formación yo había imaginado. Pero no debí de ser muy hábil a la hora de controlar el crecimiento anaerobio de aquella variedad de *Clostridium*; los sucesivos ensayos de crecimiento bacteriano no suministraron ningún resultado concluyente. La pequeña molécula de N2 y el vehículo bacteriano elegido, *Clostridium pasteurianum*, me «dieron la espalda». Todo quedó en alguna brillante y complicada síntesis de esos posibles intermedios marcados con el isótopo 15 del nitrógeno. No hubo esta vez ni música ni aromas de júbilo. ¡Adiós a una de mis ideas luminosas!

Recuerdo con tristeza el día en el que, fracaso tras fracaso, tomé una muestra del caldo de cultivo y fui a conocer la opinión de un experto microbiólogo. Tras estudiar minuciosamente con un potente microscopio la muestra que yo le había suministrado, fue duro y contundente: «Su cultivo bacteriano, Sr. Alcaide, está contaminado por cocos. Es normal que no obtenga resultado alguno. Abandone estos estudios y déjelos en manos de los microbiólogos». Me alejé, silencioso y convencido de que los microbiólogos no serían nunca capaces de comprender y demostrar la hipótesis que con tanto mimo había elaborado. ¡Ya habrá ocasiones que me darán motivos para celebrar mis hallazgos científicos con música y alguno de mis aromas preferidos!, me dije.

Por aquel entonces eran ya archiconocidas muchas cepas de *Escherichia coli*, fiel e inseparable amiga del bioquímico, bacteria fácil de manejar en el laboratorio, dócil de cultivar a 37°C y motor para escudriñar y conocer muchos procesos metabólicos. También las preparaciones de hígado de rata eran fuente inagotable para el estudio de reacciones enzimáticas a 37°C. Pero, una vez más en mi vida, elegí —o me dieron a elegir— un camino nuevo y difícil para mis primeros trabajos de investigación, tras esos intentos negativos en los cultivos anaerobios de *Clostridium pasteurianum*. No quise ser uno más trabajando con *E. coli* o con hígado de rata. Y me enfrenté al oxígeno y a la luz.

Volví la cara de nuevo hacia el oxígeno. En esencia, mi planteamiento era simple: todas las células necesitan energía para vivir. Todas contienen mitocondrias, pero no todas contienen cloroplastos. Solo las que hacen la fotosíntesis. La generación de energía y su conservación en forma de ATP tenía lugar en la mitocondria y se llevaba a cabo en la cadena respiratoria o de transporte de electrones, actuando de aceptor final de electrones la molécula de oxígeno. Este proceso de respiración celular genera energía, que se conserva en forma de ATP, molécula de elevada energía de hidrólisis cuando se desprende de uno de sus grupos fosfatos y se convierte en ADP.

Sí, me decanté por estudiar la otra vía de generación de energía: el proceso de la fotofosforilación con cloroplastos de espinaca; es decir, la formación de ATP acoplada a la liberación de O2 en un sistema de cloroplastos. La utilización de fosfato marcado con P32, isótopo radiactivo estable de P, emisor de partículas beta, me permitiría determinar el ATP formado. Un aceptor de electrones, NADP en mi caso, y de luz harían todo lo demás... si yo trabajaba bien.

El cloroplasto constituye el mejor ejemplo para comprender la interconversión de la energía: la luz, la energía de sus fotones, captada y almacenada como una molécula química, el ATP, de elevada energía de hidrólisis, en el proceso llamado fotofosforilación.

No traicioné con mi mirada hacia el cloroplasto a mi querida mitocondria. Mi cariño y admiración hacia esa pequeña partícula citoplásmica, auténtico motor energético de la célula viva, viene de lejos y no se ha torcido por la aparición —en mi opinión, forzada— de las llamadas enfermedades mitocondriales. He sido siempre un convencido de que las mitocondrias del músculo cardíaco cumplen una doble función: proporcionan energía al corazón (es decir, vida) y le enseñan a amar.

Me incliné por estudiar cómo los cloroplastos de espinaca, en presencia de luz y de un aceptor de electrones, liberan oxígeno (O2). ¡Vida! Estos inicios, basados en la liberación de O2 procedente de la molécula de agua (H2O) y no de la molécula de CO2, gran hallazgo de Hill en 1939, supusieron un gran avance en el descubrimiento de los mecanismos fotosintéticos y, años más tarde, impulsaron y alimentaron mis sueños de investigador. Yo no sabía nada de cloroplastos.

La fotosíntesis, escuetamente definida como la asimilación del dióxido de carbono atmosférico por las plantas verdes con el concurso indispensable de la luz, acababa de ser esclarecida gracias a los trabajos de Melvin Calvin en Berkeley. Veinte años de investigación sobre la fotosíntesis le valieron a Calvin su Premio Nobel en 1961, el mismo año en que yo me incorporé al Consejo Superior de Investigaciones Científicas.

Se acababa de recibir en el CSIC un respirómetro de Warburg para el estudio de reacciones enzimáticas convencionales, es decir, a 37ºC. Pero casi todo en mi vida —incluidos mis proyectos de investigación— ha sido no convencional. A pesar de mi escasa habilidad manual, me entregué a desembalar, explorar y adaptar ese equipo, que no estaba preparado para los estudios que yo quería realizar y que, tras muchos quebraderos de cabeza, me iba a proporcionar los resultados esperados. En esencia, consistía en un gran baño maría, con un control de temperatura dentro de muy estrechos límites, en el que se sumergía un número de matracitos de reacción, cuyo volumen había sido escrupulosamente calibrado con mercurio. Los cambios de presión detectados por los micromanómetros de cada matracito correspondían, en mi caso, exclusivamente al oxígeno producido en la ruptura de la molécula de agua. Pasé mis dos primeros años tratando de adaptar aquel equipo para los estudios que quería realizar. Y lo logré mediante la incorporación algo chapucera de lámparas de luz blanca de una determinada longitud de onda y de un sistema de refrigeración externa en circuito cerrado que mantenía el agua del baño en el que se sumergían aquellos pequeños matraces de reacción estrictamente a 15°C. ¡Las reacciones enzimáticas que quería controlar y seguir tenían lugar a 15°C y no a 37°C! Pero aquello continuaba sin funcionar; algo seguía fallando. Y ese algo eran las espinacas de uso común que yo adquiría en cualquier lugar: sus cloroplastos no mostraban actividad alguna. ¿Qué hacer? ¡Encontrar espinacas frescas!

Hube de aprender a hacer cola en el puesto de verduras que el joven Mariano tenía en el mercado de Maravillas. Cada día, Mariano me traía un manojito fresco de espinacas recién cortadas en su huerta. ¡Esas espinacas sí tenían cloroplastos funcionales! Y me enseñaron que lo que decían los libros y las publicaciones científicas era verdad: los cloroplastos aislados tienen capacidad para llevar a cabo una parte significativa del proceso fotosintético. Y pude estudiarlo, reproducirlo y demostrar que era posible inhibir todo el proceso enzimático o desacoplarlo, en sus dos fases, por acción de las moléculas químicas que yo había sintetizado a tal fin en el laboratorio: unas actuaban como inhibidores de todo el proceso y otras lo hacían parcialmente, desacoplándolo.

En este punto, dediqué un tiempo a reflexionar sobre lo que empezaba a significar para mí el término investigación científica desde aquellos primeros pasos, auténticos peldaños hacia el conocimiento de los mecanismos bioquímicos en la salud y en la enfermedad. Esos inicios me llevaron a creer que aquellos resultados sobre los mecanismos enzimáticos de la fotofosforilación en un sistema de cloroplastos aislados de espinacas, bien acogidos por revistas científicas internacionales de prestigio, habían consagrado «mi sabiduría». Aprendí a hacer la cola en un mercado de los de antes con el fin de comprar espinacas frescas —las más frescas— para mis experimentos científicos, después de tantos meses sin resultado alguno y tras oír al profesor Losada explicar cómo, cuando trabajaba en Berkeley, también tenía que hacer la cola...

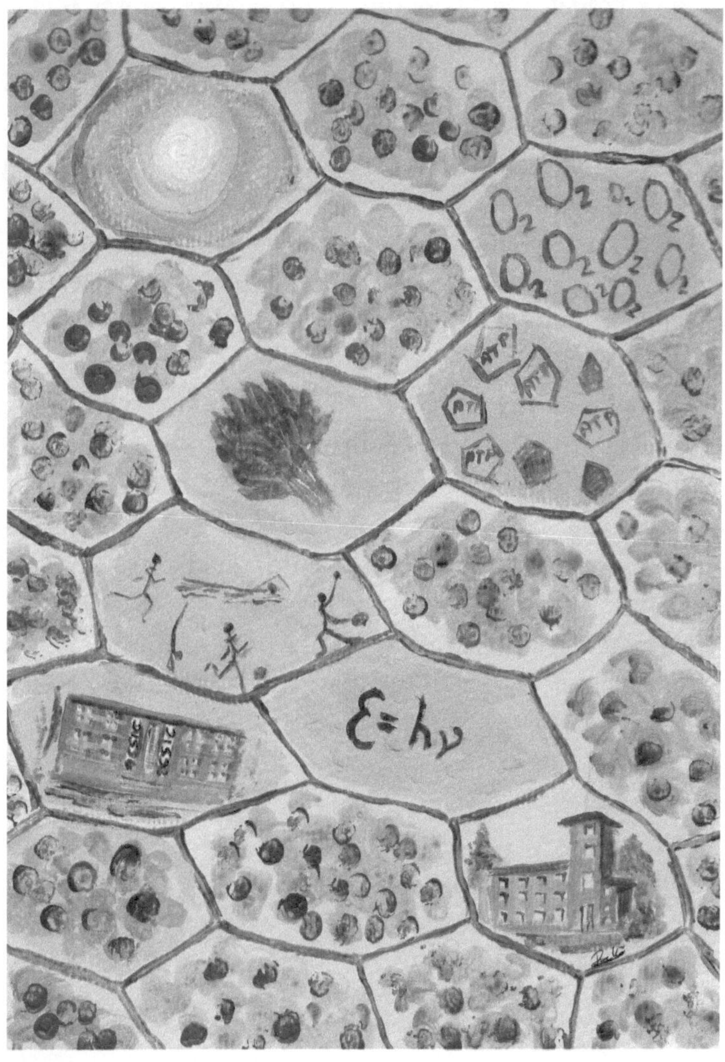

Lograr que me publicaran aquellos trabajos en la biblia científica del momento (¡año 1967!), *Biochimica Biophisica Acta (BBA)*, era ciertamente algo que fue celebrado en mi interior. Aún hoy, en 2018, al repasar la bibliografía sobre cloroplastos en Internet encontré la referencia de mi trabajo «*Inhibition and uncoupling of photophosphorylation*». Debo reconocer que este hallazgo ha sido muy emotivo. ¡Mis investigaciones de 1965, inamovibles y guardadas como referencia en los modernos sistemas informáticos, con vigencia casi sesenta años después!

Buen momento para recordar que aquellos hallazgos científicos coincidieron con el revuelo levantado por las declaraciones de uno de los pontífices del flamenco, superior y dogmático —Antonio Mairena—, al mostrar su enojo declarando que la caña no tenía sitio en un festival flamenco de cante jondo como el de Granada. ¡Y yo era un amante de la caña! Mi primer trabajo científico importante coincidió, pues, con el ataque dogmático contra la caña. Lógicamente, decidí celebrar mi primer éxito científico emocionadamente, a ritmo de caña y como una forma de rebelarme contra cualquier dogmatismo.

He aquí una letra para el recuerdo, magistralmente cantada por Rafael Romero, que escuché varias veces en el silencio de mi soledad:

Cuando yo canto una caña
el alma pongo en el cante
porque me acuerdo de ella
y creo que la tengo delante.

O en ritmo de polo, palo muy afín a la caña:

Soy la ciencia en el saber,
lo tengo experimentao.
De lo que antes huía
undebé me ha castigao.

Quise acompañar los sones de estos cantes, considerados «no jondos» por el gran Antonio Mairena, con algún aroma. Nardo, pensé. Y fui al mercado de Maravillas. Recurrí a mi amigo Mariano, pero esta vez no tuve suerte. Mariano me aclaró que ¡no era tiempo de nardos! Esta vez me hube de contentar con imaginar mi aroma preferido, el aroma de nardo.

Mi vida de joven investigador en Madrid

Yo era feliz y mi vida, igualmente feliz. No tenía tiempo para hacer muchas cosas. Quería aprender, investigar, leer y... seguir escuchando y aprendiendo flamenco de «las fuentes». Se decía que el mejor flamenco estaba en los tablaos de Madrid. No reparaba en las pequeñas dificultades de cada día. Estaba un poquito justo de dinero; viví el primer mes en Madrid gracias al dinero que tenía ahorrado para pagar el título de licenciado y que no tuve que desembolsar por haber logrado, sin buscarlo ni prestar atención, el ansiado —por otros— premio extraordinario de literatura. Recuerdo la expresión de tristeza de nuestro profesor D. Ricardo Granados Jarque cuando nos despidió a mi amigo Antonio y a mí con un expresivo y sentido: «Se nos van de la Facultad los dos premios extraordinarios».

En mi primer mes resolví la incógnita de mi subsistencia los meses siguientes logrando dar algunas clases particulares, tres días a la semana, en horario nocturno (20.00-21.00 h) y una vez finalizado mi trabajo de investigación. No podía permitirme aún el ir a las fuentes del flamenco, pero ya estuve indagando dónde podría «recluirme» para oír y vivir de cerca esos sones que tanto me gustaban y emocionaban. El tablao El Duende se convirtió en mi elegido por varias razones: pequeñito, íntimo y regentado por Pastora Imperio, bailaora sevillana de raza y de vida tumultuosa en su juventud; y por su yerno, Gitanillo de Triana, matador de toros, que acompañó a Manolete hasta el día de su mortal cogida en la plaza de toros de Linares.

En enero de 1962 fui premiado con una beca del PIO (Patronato de Igualdad de Oportunidades) que me permitió dedicarme aún más a mis trabajos de investigación. ¡Ya no tenía obligación de detener mis actividades de laboratorio a las 19.00 h tres días a la semana!

El primer curso, 1961-1962, encontré un alojamiento en familia en el barrio de Argüelles. Se trataba de un barrio amable; de hecho, todo Madrid era amable. ¡Hasta los de pueblo nos sentíamos en casa! Únicamente se me hacía dura la lejanía con mi centro de investigación a la hora de transportar libros de estudio y consulta los fines de semana en aquel destartalado e histórico autobús 16.

El segundo curso fue todo más cómodo. La beca del PIO nos dio más seguridad y, por iniciativa de Antonio Cortés, nos aventuramos (bueno, yo le acompañaba silencioso en sus gestiones) a explorar el lujoso barrio de El Viso, no por su elegancia, sino por su proximidad con el CSIC. Y encontramos alojamiento en un chalé acondicionado para recibir estudiantes en la calle Guadiana, 5. Éramos los dos únicos doctorandos y convivíamos con estudiantes de distintas licenciaturas. Convencí a Antonio de que deberíamos dar ejemplo en todo: limpieza en nuestro comportamiento, ahínco en nuestro trabajo diario, independencia de criterio, respeto al que lo merecía, afán de superación. Transmitíamos a aquellos jóvenes que iniciaban sus estudios universitarios la seguridad de que solo así podríamos contribuir a elevar el nivel de nuestro país. Nada nuevo para nosotros que, ya en nuestras conversaciones de estudiantes en Granada, tratábamos de todos estos temas: la libertad, el nivel de estudios de nuestra facultad y el nivel cultural de nuestra universidad. No se nos escapaba hablar de lo indefinible del atractivo femenino, conversación que solía iniciar yo. Siempre era muy seguro en mis juicios y Antonio no dejaba de llamarme la atención por mi forma clara, vehemente —y a veces autoritaria y sarcástica— de expresarme, sin vericuetos ni matices de suavidad, interpretada por mis interlocutores como una demostración y un convencimiento de superioridad por mi parte. No me importa confesar que este estilo, cargado de superioridad, traté de implantarlo en aquellos jóvenes estudiantes y en otros doctorandos que se unieron a nosotros en años venideros. No podía ser de otra manera. La lucha por estos principios y los logros de los dos últimos años de licenciatura en Granada me impulsaban a seguir por el camino de lo que yo consideraba: la rectitud sin fisuras. En Granada quedaron aquellos pequeñosgrandes logros que se iniciaron con una separación ideológica del SEU, apoyada por el nuevo rector, el profesor Emilio Muñoz, catedrático de Farmacología en la Facultad de Medicina, quien mantenía que cada delegado de Facultad debería ser el mejor estudiante y de más prestigio de cada facultad, independiente del aparato oficial del SEU. Recuerdo que, cuando esto se alcanzó, el profesor Muñoz respiraba feliz diciendo: «Me siento como el presidente Kennedy, rodeado de la juventud más brillante de esta universidad». Estábamos con él los delegados de las cinco facultades existentes en Granada.

Aquella independencia, vista con recelo por la autoridad gubernativa local y por el gran aparato del SEU de Madrid, gozaba del apoyo del rector y sobrevivió con éxito, pese a cierta vigilancia policial casi imperceptible y al envío por parte del SEU nacional de su «hombre de choque» para resolver conflictos, Equiagaray, a hablar conmigo y averiguar qué es lo que yo quería. Y yo quería algo muy simple: libertad, independencia, nivel de estudios y nivel cultural. Creo que aquella visita de Equiagaray a la díscola Facultad de Ciencias, identificada en mi persona, tranquilizó a las autoridades de Madrid.

Se sucedieron algunos acontecimientos curiosos, como la creación de la revista *Gaceta Universitaria*, cuyo primer editorial lo escribí yo, con un título y un contenido considerados algo «subidos de tono e insolentes». Iba dirigido al Sr. ministro de Educación, a la sazón Rubio y García Mina, y tenía por título: «¿Hasta cuándo, señor ministro?». En él desgranaba las carencias de mi Facultad, la de Ciencias. Participé muy activamente en la implantación del cineclub universitario y en todos los días festivos para celebrar el patrón de cada facultad, prestando especial atención a la festividad de San Alberto Magno, patrón de Ciencias. Y, según mi decano, el temible profesor Rancaño, contribuí a la integración de los estudiantes en la estructura y funcionamiento de la Facultad. Las autoridades gubernativas debieron de ver al cabo de un tiempo que aquellos cinco humildes delegados de facultad queríamos únicamente colaborar a que nuestra histórica universidad mejorara en todo. Antonio estaba un poco alejado de estos movimientos, pero yo no dejaba de comentar y consultar con él cada paso que daba. Y de esta forma culminamos nuestra licenciatura y aparecimos en Madrid a hacer nuestro doctorado. Yo llevaba una carta de recomendación que, según las autoridades granadinas, me abriría muchas puertas. No tuve tiempo de leer su contenido antes de llegar a Madrid. Iba dirigida a Rodolfo Martín Villa y firmada por el jefe provincial del SEU de Granada. Hablaba muy bien de mí. Una vez leída, la destruí. Comprendí muy joven algo que me persiguió durante toda mi vida: esta sociedad no concebía que se hiciera algo sin esperar nada a cambio.

Tras aquel primer año de despertar a los nuevos estudios de doctorado, estábamos en aquella residencia con una veintena de jóvenes estudiantes universitarios, a los que me había propuesto servirles de guía y modelo. Establecí un plan riguroso de estudio, incluyendo un día de descanso semanal con salida al centro de Madrid. Todo era voluntario, pero la gran mayoría se integró en aquel plan. Tengo grandes recuerdos de aquellas salidas semanales. Recalábamos en un bar llamado Sherry, cercano a la plaza de Callao; yo era el responsable de que todo se desarrollara con normalidad y de que todo el grupo volviera a Guadiana, 5 en orden y sin estridencias.

A veces recalábamos en Las Palmeras, sala espectáculo con señoritas que eran exhibidas en la pista central de baile por un personaje único, cojo, con una pata de palo, que bailaba su irrepetible tango de letra:

> *Pobre de mí, ¿qué voy a hacer?*
> *Con las mujeres no me puedo contener.*
> *Las casadas, las viudas, las solteras,*
> *para mí todas son peras*
> *en el árbol del amor.*

Este baile nos indicaba que debíamos regresar ya a casa. Lograba siempre que mi grupo abandonara el local, a veces con dificultad. Alguno se había dejado llevar por los encantos femeninos y me costaba alguna discusión poner punto final a aquel «momentáneo embelesamiento».

La Residencia de Estudiantes

A espaldas de la sede oficial del CSIC, noble edificio con espectaculares columnas, se encontraba la inexpugnable Residencia de Estudiantes, otrora famosa por ser un faro cultural que alumbraba no solo a España, sino a muchos países cuyos intelectuales venían a este centro incomparable de intercambios culturales y científicos en la Europa de entreguerras. Sería interminable mencionar los grandes nombres que frecuentaban la residencia desde su fecha de fundación por la Junta de Ampliación de Estudios en 1910. Su emplazamiento definitivo en la Colina de los Chopos se estableció en 1915, tras un rápido paso por la calle Fortuny.

He utilizado la palabra inexpugnable refiriéndome a la época negra de esta ejemplar institución. Yo, becario de investigación que estaba el día y parte de la noche en mi laboratorio tan cercano, pasaba por ese edificio que me parecía inabordable. Contigua a la entrada principal existía una vivienda custodiada permanentemente por dos «grises». Se decía que era la vivienda del director, el profesor Lorenzo Vilas, catedrático de Microbiología y reputado personaje político en el régimen de Franco. Pretendía pedirle que algunas de las muchas habitaciones desocupadas en el edificio central de la residencia fueran asignadas a los doctorandos de los laboratorios cercanos del CSIC que lo solicitaran. Nunca pude realizar mi petición. Aquella residencia semivacía seguía siendo un bastión inexpugnable en los comienzos de aquel curso 1963-1964. Comprendí más tarde que los orígenes de la residencia, su estrecha relación con la Institución Libre de Enseñanza y sus principios básicos de «ser una casa abierta a la creación, el pensamiento y el diálogo pluridisciplinar» eran motivos más que suficientes para dejar sin oxígeno a esta institución en aquel mundo de pensamiento único en el que vivíamos. Cuando supe que por allí había pasado lo más granado de la intelectualidad me hacía cruces: Einstein, Marie Curie, Falla, García Lorca, Ramón y Cajal, Unamuno y muchos otros habían estado allí. ¡Algo había que hacer!

Era por entonces ministro de Educación el profesor Lora Tamayo, gran químico orgánico que supo enseñar y crear escuela de investigadores y profesores universitarios. Era don Manuel, como le llamábamos, director del instituto en el que yo trabajaba. Y bien, un día pasé a su despacho y le planteé mi petición: alojamiento de los doctorandos del edificio Rockefeller en la infrautilizada Residencia de Estudiantes. Tras una comprobación de mis informaciones, accedió a mi petición y los siete estudiantes de doctorado nos vimos instalados en cómodas habitaciones individuales. Pudimos comprobar que aquel inexpugnable edificio estaba casi vacío. Para mí fue un sueño. ¡Vivir en el mismo edificio en el que antaño se alojaba, convivía y daba brillo a España, a Europa y al mundo con su presencia, su altura intelectual y su creatividad lo más selecto de la vida científica y cultural de aquel período 1915-1936! ¿Cómo era posible que aquel esplendor hubiera desaparecido y aquel edificio, ahora vacío de ideas y contenido, vagara en silencio, consumiendo sus días como vetusto hotel-residencia de algunos altos funcionarios del Estado y de un reducido grupo de opositores que preparaban sus oposiciones para escalar a los puestos más altos de la Administración? Sí, aquel lugar de silencio mortecino se me antojaba triste, aunque lleno de ecos pasados de esplendor. Yo, gran lector de Unamuno, me imaginaba al gran don Miguel paseando por aquellos pasillos o recostado en uno de aquellos sillones del salón principal, pensando en las últimas esencias de la vida y de la muerte. Quizá por la noche, en su habitación, de pie frente a la pared, buscaba una y otra vez esas últimas esencias, como en su casa de Salamanca, según me explicó su hija Felisa un día que me aventuré a indagar su comportamiento en aquella, su casa rectoral de la universidad. Y la melancolía que me embargaba desaparecía cuando me instalaba en el salón principal, cerca del piano en el que acostumbraban a tocar Falla y García Lorca o dejaban libre su imaginación Buñuel y Dalí. No podía creerlo: ¡yo, viviendo en aquel lugar sagrado de la intelectualidad de otro tiempo! Y con mi llegada, acompañado de mi inseparable Antonio y otros cinco, a aquel templo de otros tiempos, hoy mustio, silencioso y ausente de todo; tranquilo, eso sí, pero también los cementerios son lugares muy tranquilos... Algo había que hacer.

El primer comentario «agradable» por parte de alguno de los privilegiados inquilinos instalados en la comodidad mortecina de aquel lugar surgió nítido al vernos pasar a los siete, que veníamos de jugar un partido de fútbol, y fue: «A este paso, esta residencia se va a convertir en *West Side Story*». Aquello fue un aldabonazo en mi amor propio. Y decidí, con el concurso de Antonio —siempre él—, llenar de vida la residencia. Primero, con nuestros coloquios internos en el salón principal. Luego, invitando a algún personaje del cual aprendiéramos algo y que no resultara sospechoso de ser «librepensador de izquierdas» —menos aún comunista— por parte de la "siempre vigilante en la oscuridad" dirección invisible de la residencia.

No había precedentes de esas actividades culturales. Según nos dijeron, el intento de algún residente de organizar alguna actividad cultural, antes de nuestra llegada, no tuvo mucho éxito: su invitado, el gran guitarrista Narciso Yepes, no fue muy bien recibido en aquel ambiente. No obstante, continué con mi idea e hice las primeras gestiones; logré traer de invitado a don Manuel Giménez Fernández, católico nada sospechoso, miembro que fue de la CEDA y antiguo ministro de Agricultura de la República Española. Don Manuel, con su quebrada y aguda vocecita, habló con su bondad de su experiencia de ministro de la República y de catedrático de Derecho Canónico en la Universidad de Sevilla. No fueron nada fáciles aquellos inicios, pero me sentí feliz. Había contribuido con mis acciones a empezar a devolver a aquella casa algo de su dignidad. Lástima que esa etapa de transición silenciosa haya quedado oculta en la historia de la residencia.

Todo lo que he leído sobre esta singular institución abarca el período que va desde su fundación en 1910 hasta 1936. Luego hay un período de silencio absoluto hasta que en 1986 se crea el Patronato de la Fundación Residencia de Estudiantes y se establece un amplio programa de actividades. El excelente trabajo de recopilación histórica de Álvaro Ribagorda *La Residencia de Estudiantes. Pedagogía, cultura y proyecto social* se refiere a dos grandes capítulos: «Los años míticos de la Colina de los Chopos, 1915-1926» y «Un horizonte ilustrado, 1926-1936». Ahí se acaba todo.

Siento que hayan quedado silenciados e ignorados cincuenta años en los que un embrión de cultura fue desarrollándose en silencio, sin apoyo alguno por parte de los estamentos oficiales, más atentos y preocupados por el fantasma de liberalismo cultural que pudiere resurgir en aquellos pasillos tras los intentos de aquel reducido grupo de estudiantes de doctorado que, quizá, «entramos por la puerta de servicio», menospreciados por la autoridad del momento, en lo que fue muchos años una fortaleza inabordable. Me siento orgulloso de haber contribuido a dar otro aire y haber abierto las puertas para la entrada de nuevo oxígeno y renovación de aquel viciado aire. Atrás quedan aquellas veladas algo furtivas, casi a media luz, en la entrada del salón principal de reuniones, desde la que contemplábamos el piano «de Falla y García Lorca». Allí, en la penumbra y en silencio, escuchaba el incomparable disco de 78 rpm *Antología flamenca*, de Hispavox, y me emocionaba a solas con los fandangos de Huelva de «Jarrito», los aires de Cádiz de «Pericón», la caña de Rafael Romero, el polo del Niño de Almadén o la soleá de Pepe el de la Matrona. Mi vida más independiente y sin la responsabilidad de aquellos jóvenes de mi antigua residencia de El Viso me permitía ir de vez en cuando a El Duende. Acabé convenciendo a algunos amigos que pasaban por Madrid de que ese era el lugar íntimo para escuchar flamenco.

El segundo tablao de mis emociones fue Los Canasteros, de Manolo Caracol, a quien saludé en más de una ocasión. No me cansaba de escuchar aquellos tanguillos de Cádiz, magistralmente cantados por un cantaor ya mayor, cuyo nombre no era jamás anunciado y que se limitaba a cantar con gran arte aquella letra de tanguillos que empezaba por:

Con el sombrero en la mano, como persona de diplomacia,
yo te saludo, Sevilla, tierra de sal y de gracia...

Grandes y emocionados recuerdos de esos dos tablaos. Erróneamente, consideraba El Corral de la Morería como un tablao internacional, frío y desprovisto de «duende». Pasaron muchos años —más de veinte— para conocer la esencia más pura del flamenco en este lugar.

Mi estancia en la residencia, bruscamente interrumpida por un error administrativo que me transportó como soldado de reemplazo al antiguo Sahara español, quedó grabada en mi vida de investigador. Volví y no olvidaré mis pequeños coloquios y mis conversaciones con ilustres profesores que se alojaban en la residencia, como aquel profesor de la Universidad de Chicago que en su juventud había frecuentado la residencia, había colaborado con Unamuno y me contaba, emocionado, cosas de don Miguel. ¡Y yo estaba viviendo mi época más unamuniana!

También frecuenté la residencia en mis visitas a Madrid desde mis diferentes lugares del extranjero, entre los años 1966 y 1975, y ya se vislumbraba una atmósfera más abierta. Siempre recomendaba a mis amigos investigadores y profesores universitarios en centros de otros países que se alojaran en la residencia. Seguían hospedados allí, ya en minoría, algunos de los personajes que conocí cuando, acompañado de mis amigos doctorandos, aparecimos en aquel «palacio prohibido». La prudencia me hace silenciar sus nombres. Simplemente diré que aquellos jóvenes investigadores que llegamos a la casa no éramos una emanación de *West Side Story*, sino un grupo inquieto por contribuir a impulsar un cambio en los estilos científico, cultural e intelectual que necesitaba nuestro país. Y así llegamos a 1986, con la creación del patronato que rige hoy las actividades de este gran centro. Nuestro paso por el mismo y nuestra humilde aportación quedaron silenciados en la «tierra de nadie» que cubre el período 1936-1986.

Algo más sobre mi vida de joven investigador en Madrid

Estudio y más estudio fue mi vida de doctorando en Madrid. No muy distinta de mi vida de estudiante universitario en Granada. Reconozco ahora que sobró algo de solemnidad y rigidez de principios en aquella vida y faltó algo de frivolidad. Aunque es cierto que el flamenco llenaba mis ratos libres, no solo con la belleza de sus sonidos, sino con el contenido de sus letras, el compás, la importancia de una guitarra, el ritmo de unas palmas bien dadas y el taconeo justo del bailaor o bailaora. En esos años empecé a aprender de forma autodidacta todos estos matices que completé con mis audiciones y seminarios de aprendizaje de flamenco en... París. En ellos, actuaba de profesor, junto con mi amigo Pepe López, físico nuclear y gran guitarrista. La vieja grabación de Hispavox me acompañó a todos los lugares.

Me interesé en esta época madrileña por los orígenes e historia del flamenco... y de la tauromaquia. ¡Quién me iba a decir que, pasados bastantes años, iba a ser invitado como conferenciante sobre estos dos temas en foros de postín! Mientras tanto, tomé estos dos temas, de gran contenido histórico y cultural y de gran belleza plástica, como objetos de estudio y como tales los incorporé a mi vida.

En aquel lúgubre rincón del salón principal de la Residencia de Estudiantes trataba yo de crear un clima de discusión cultural, quizá con la vehemencia «del que siempre está en posesión de la verdad». Una y otra vez explicaba que teníamos la obligación de «destacar como muy buenos» y servir de ejemplo, no solo en el laboratorio, sino en la residencia y en nuestra vida privada. Era inflexible en lo que yo consideraba postulados éticos, intransigente con los cantos de sirena de un sistema político que nos quería atraer y tener cerca con sus «golosinas». ¡No! Exhortaba a los que me oían a que tenían que hacer un brillante doctorado para salir al extranjero y continuar su formación en igualdad de condiciones con los investigadores del lugar. Y así lo hicimos los dos de siempre, los dos Antonios: Antonio Cortés a Escocia y yo a París. Así acabó nuestro deambular como doctorandos en el CSIC.

Con Antonio tenía algunas conversaciones más íntimas sobre «lo indefinible del atractivo femenino», expresión que he utilizado desde mi adolescencia. No me gustaba oír hablar de la mujer como un posible «objeto de deseo». Mantenía que el atractivo femenino era muy difícil de definir. Desde luego, no estribaba en la belleza física. Era eso, indefinible. Y era importante tener sumo cuidado con lo indefinible de la mujer atractiva: había que alejarse de ella para que no supusiera un obstáculo serio en nuestra carrera de investigador. Es el mismo principio que mantuve también en los años de licenciatura en Granada. Nunca llegué a convencer a mi amigo, por mucho que le explicara que, tanto en mi etapa universitaria como ya de joven investigador, había conocido a mujeres de «innegable e indefinible atractivo», lo suficientemente interesantes como para mantenerse lejos de ellas.

Resumamos, pues, aquí mi simple y solemne vida de estudioso estudiante en mi facultad granadina, completada con mi paso, también solemne, por el CSIC en mis años de doctorado. Vida llena de estudio y aprendizaje científico, creo que brillante; etapa unamuniana y de aproximación al flamenco y a la fiesta de los toros, fiesta nacional, término con una raíz histórica, analizado y estudiado precisamente por Unamuno. Y, ¡cómo no!, siempre enamorado en la lejanía de lo indefinible del atractivo femenino.

No olvidaré decir que el último año de mi trabajo de tesis doctoral, ya con cierta madurez científica y humana, empecé a comprender que en la vida hay golpes bajos y que el mundo de la investigación no era el paraíso que yo había imaginado. Pequeñas y grandes ambiciones, bajas y elevadas ambiciones; pero ambiciones, al fin y al cabo. Decidí hacer caso omiso a todo lo feo que me rodeaba y preferí seguir soñando.

...pero una vez que la primera planta se las arregló para abrirse paso hasta la tierra, bastaron unos pocos millones de años para que todos los continentes se volvieran verdes...

La memoria secreta de las hojas, Hope Jahren, 2017

Capítulo 2

Las plantas: un mundo de fantasía

Y de esta forma culminó sus estudios de doctorado y obtuvo el —ansiado para muchos— título de doctor aquel estudioso muchacho de pueblo que venía de una universidad de provincias y que, según sus profesores, tanto brilló en las asignaturas de doctorado y tan airoso salió de sus complicados proyectos de investigación. A decir verdad, me metí en aquellos berenjenales y pude salir de ellos con dignidad científica. Aquello no tenía nada que ver con el *Escherichia Coli* y nadie en el Instituto Alonso Barba tenía experiencia en el trabajo experimental con cloroplastos o *Clostridium*. Mis fracasos y mis éxitos fueron míos.

Y ¿qué hacer ahora? Tenía muy claro que ese doctorado que acababa de lograr era mi salvoconducto para ir a otros centros a seguir aprendiendo. Yo había hecho investigación bioquímica entrando por la «puerta de atrás». La Bioquímica no existía como tal disciplina. Todo lo que sonaba, olía o pretendía llevar incorporado el prefijo «bio» estaba condenado. Se decía que se trataba de un tic de índole ético-religiosa. Algo así como: «El término "bio" tiene que ver con vida y la vida solo puede ser estudiada bajo un prisma religioso católico. ¿Adonde nos llevarían estos científicos si empiezan a investigar y a hablar de la vida bajo un prisma materialista?». Ese razonamiento lo había oído a destacados miembros de la ciencia española en aquella época. No existían en mi época estudios de Biología como licenciatura independiente. Sí de Geología, quizá porque no era considerada «éticamente peligrosa»: estudiaba cosas inanimadas, sin vida. La Facultad de Ciencias de la Universidad Complutense se escindió en 1974 y tomó cuerpo propio la Facultad de Biológicas, junto con las de Geológicas, Matemáticas, Física y Química.

Los grandes grupos de Química Orgánica pujaban, por otra parte, por mantener los estudios de Bioquímica dentro de la Química Orgánica. El presidente de mi tribunal de tesis doctoral fue el profesor Manuel Lora Tamayo, químico orgánico de prestigio, pero químico orgánico. De hecho, mi director de tesis doctoral, Dr. Martín Municio, quien optó en varias ocasiones a una cátedra universitaria, debió hacerlo con mil argucias; por ejemplo, con una memoria de cátedra de «Química Fisiológica». Todo para evitar la palabra «Bioquímica». Y todo esto tenía lugar en 1966, año en el que obtuve mi título de doctor en Ciencias.

Este ambiente enrarecido sirvió para apoyar mi decisión de salir de España y seguir formándome. No podía permitir convertirme en un joven e inexperto catedrático por dos razones. Una, de índole profesional: necesitaba continuar mi formación científica y humana para así poder enseñar un día con rigor y mucha más base científica. Otra, de índole ideológica: no estaba dispuesto a acatar los principios fundamentales del Movimiento, por la simple razón de que siempre pensé en una enseñanza de calidad, absolutamente independiente de cualquier ideología. Cuando se intenta supeditar la ciencia a una determinada ideología, el fracaso es estrepitoso y el retraso en el conocimiento, letal para la sociedad. Hace unos años, un profesor amigo de la Facultad de Medicina de Moscú se quejaba del retraso de la Bioquímica rusa porque al principio de los años 60 se declaró oficialmente a la moderna Biología Molecular de Jacob, Monod y Lwoff como una ciencia burguesa. De nuevo un condicionante ideológico; una vez más el miedo a todo lo «bio» y un retraso monumental en el desarrollo científico.

Estos eran mis pensamientos en aquellos últimos meses en España. Leí mi tesis doctoral a mediados de octubre de 1966 y recuerdo que, horas después de ese acto y de haber obtenido el grado de doctor en Ciencias con la calificación *cum laude*, tomé el avión hacia París. ¡Sí, hacia París! Una auténtica sorpresa en mi vida, ya que nunca pensé en ir a Francia a continuar mi formación. Pero...

Siempre soñé en mi vida de joven investigador con dar el salto a Canadá, una vez hubiera obtenido mi título de doctor PhD. Tenía muy claro que para continuar enriqueciéndome como investigador en el extranjero debía hacerlo con la cara bien alta, y esa «altura de cara» la daba siempre el título de doctor PhD, especialmente en los países anglosajones. Mientras que en Francia y en países francófonos el tratamiento *monsieur* englobaba a todo el mundo, en los anglófonos se hacía un tratamiento casi reverencial a alguien en posesión de un PhD. *Doctor*, Dr., marcaba la diferencia frente al tratamiento normal *Mr. Doctor* o *mister*.

Quería perderme lejos, muy lejos, en los fríos de Alberta, una de cuyas universidades, la de Edmonton, gozaba de gran prestigio. Allí llegaría con mi flamante PhD y me tratarían como *Doctor*. ¡Y seguiría aprendiendo y, además, pescaría truchas y salmones! Y la música y canciones de mis discos sonarían de forma muy especial y nítida en la inmensidad de aquellas soledades heladas. No habría nardos, pero soñaría con su aroma. Leía todo sobre Canadá y llegué a estar obsesionado con el organismo canadiense que englobaba todas las actividades de investigación en biología marina: The Fisheries Research Board. Estaba seguro de aparecer por allí como *doctor* Alcaide y ser respetado como tal, con mi buen inglés, que me había encargado de aprender bien en mis ratos libres. Pero mi secreto proyecto canadiense se quedó en un sueño. Se interpuso París y aquel instituto de investigación, paraíso del estudio con plantas. Sí, París fue llenando mi vida, tanto que en mis momentos de desánimo rememoro la película Casablanca y susurro, como Humphrey Bogart: «Siempre me quedará París».

Un día, cercano ya a la fecha de defensa de mi tesis doctoral, mi director de tesis, el doctor Ángel Martín Municio, me aconsejó buscar otros aires fuera de España y me recomendó ir al centro de élite científica francés, modélico y referencia mundial en aquel año 1966, el Institut de Chimie des Substances Naturelles, en Gif sur Yvette, departamento de Essone (Seine et Oise), en las afueras de París y perteneciente al CNRS (Centre National de la Recherche Scientifique). ¿Y por qué a este gran e inigualable centro? Porque la *Chimie Biologique* —tampoco se empleaba en Francia la terminología *Biochimie*— adquirió una nueva dimensión al incorporarse a los estudios de las transformaciones biológicas las técnicas modernas de estudios estructurales y mecanismos de reacción: cromatografía de gases, espectrometría de masas, resonancia nuclear magnética y difracción de rayos X. Me vi obligado a decir adiós a mis secretos sueños canadienses y a empezar a estudiar francés.

El Institut de Chimie des Substances Naturelles

Es uno de los centros de investigación pertenecientes al CNRS (Centre National de la Recherche Scientifique). Construido en el valle de Chevreuse, en el dominio de 67 hectáreas que el CNRS adquirió en 1946. En este dominio se implantó el grupo de laboratorios de investigación de Gif sur Yvette, nombre del pequeño pueblo en el que se halla asentado este conjunto de centros de investigación. A él se llegaba en tren, la famosa *ligne de Sceaux*, rebautizada años más tarde como RER (Reseau Express Régional). ¡Nadie como los franceses para encontrar denominaciones imperiales para lo que sea!

El instituto comenzó a funcionar en diciembre de 1960. En 1965, el número de personas que trabajaban en el mismo era de 250, de las cuales 130 eran investigadores franceses y veinte de otros países. El resto estaba constituido por técnicos de laboratorio y personal auxiliar. El instituto fue creado con el objetivo de reunir en un mismo centro diferentes grupos de investigadores dedicados a la química de substancias naturales, dispersos en París en laboratorios de insuficiente capacidad hasta aquel momento. Un ala del edificio estaba dedicada al estudio de alcaloides de distintos tipos y orígenes. La otra ala estaba dedicada a las investigaciones en Química Biológica (*Chimie Biologique*): estructura y biogénesis de compuestos de origen microbiano, vegetal y animal. Esta ala, dirigida por el profesor Edgar Lederer, fue la que atrajo la atención del Dr. Municio. Era realmente una tentación y un honor ir a este gran centro de investigación. Lederer aceptó mi solicitud para proseguir mis trabajos de investigación en su centro. Aprendí todo el francés que pude, aprovechando las enseñanzas de Merche —más tarde mi mujer— y mi buen oído musical para los idiomas. Y salí para París con mi título de doctor en Ciencias; mi retrato de Unamuno pintado por el gran artista, gran amigo y mejor persona Ángel Calle; la confirmación de mi habitación reservada en la Casa de España, enclavada en la Cité Internationale Universitaire; una humilde beca francesa de investigación de seiscientos francos franceses y mi maleta llena de ilusiones científicas.

Todo iba a ser nuevo para mí: nuevo idioma y nuevas investigaciones en un centro de excelencia en el que iba a colaborar a desarrollar la nueva Bioquímica, muy apoyada en técnicas analíticas de vanguardia que iban a precisar un trabajo fino de aislamiento, purificación y determinación estructural con las técnicas más sofisticadas del momento. Adiós a la Bioquímica de las determinaciones espectrométricas indirectas —con y sin color— y bienvenida respetuosa y emocionada a la Bioquímica más directa, esa Bioquímica que obligaba a grandes esfuerzos de determinación estructural de cada intermedio postulado en cualquier proceso de biogénesis. Así pensaba en el vuelo a París, así pensé aquella primera noche en mi habitación del Colegio de España y así fui pensando todo el trayecto en el tren (metro) de París a Gif sur Yvette y en mi largo paseo desde la estación de Gif hasta el Institut de Chimie des Substances Naturelles para entrevistarme con el profesor Lederer.

¿Qué recuerdos tengo de aquel primer día en mi nuevo centro de investigación? Cuatro fundamentales: tres durante mi largo paseo desde la estación de Gif al Instituto y uno de mi primera entrevista en el despacho del profesor Lederer. Era un primoroso día de octubre, típico del otoño de la región parisina, con la penetrante humedad de aquella neblina que se iba disipando bajo el influjo de los rayos de sol, bordeé la verja bien cerrada con doble candado que protegía unos bucólicos estanques, a mi izquierda. A mi derecha, unos caprichosos jardines franceses muy recortaditos que subían en leve pendiente hasta un imponente castillo, guardián del bosque, sobre una de cuyas laderas se asentaban los distintos centros de investigación ubicados en el parque. Mi instituto de investigación se encontraba al fondo de aquel terreno en forma de herradura. A mitad de camino, hacia la derecha, el *phytotron*. Estanques, castillo y *phytotron* me dejaron algo perplejo. ¡Qué bien sabían sacar provecho de la belleza de cualquier rincón estos franceses y qué arte para mostrar la belleza exterior de lugares y cosas! En aquel paseo dentro del recinto de los centros de investigación del CNRS había dejado ir mis sentidos paladeando los bucólicos estanques, el castillo y sus jardines y el *phytotron*. Me faltaba lo más importante: la reunión en el despacho del profesor Lederer para hablar de proyectos científicos. Aunque mi paso por las instalaciones del *phytotron*, con aquella exuberancia de luz y de plantas, me hizo pensar que aquello iba en serio, muy en serio, cuando supe qué era ese *phytotron*.

En aquel, mi primer paseo, quedé deslumbrado e intrigado por lo que veían mis ojos: un gran laboratorio compuesto por varios invernaderos en los que veía plantas cuyo crecimiento estaba en estudio. Mi visión quedó empequeñecida por la realidad, ya que se trataba de sofisticados invernaderos —*superserres* en francés— en los que el control de luz, temperatura, humedad, calidad del aire, intensidad del viento, pluviosidad y niebla eran estrictos. Esto era el *phytotron*, cuyo funcionamiento comenzó en 1961 con un primer *superserre* y llegó a convertirse en 1968-1969 en la instalación de más costoso funcionamiento del CNRS.

Aquella mañana luminosa de octubre, al pasar junto al *phytotron*[1], me vi inmerso en ese mundo de fantasía que son las plantas. ¿Llegaría yo a usar aquellas instalaciones para crecer alguna planta en mis futuros trabajos de investigación? ¿Llegaría a conocer a los técnicos que, con todo escrúpulo y rigor, se ocupaban de los cuidados de esas plantas en crecimiento?

La respuesta a ambas preguntas es afirmativa, y por muy distintas razones, científicas y no científicas. Con estos pensamientos me fui acercando al Institut de Chimie des Substances Naturelles, en el que me esperaba el profesor Lederer.

Me recibió su secretaria, Nadine, mujer muy elegante, atractiva y con mucha personalidad, que me recordó a una de mis musas del cine francés, Michelle Morgan. Supe años más tarde que la bella Nadine puso fin a sus días. Triste final de una mujer tan inteligente y atractiva. Nadine me introdujo en el gran despacho de Lederer, lugar en el que tantas discusiones científicas tuve a lo largo de los años y en el que a tantos resultados discutí su sentido científico. ¡Cuánto aprendí del propio Lederer y de otros investigadores que sabían más que yo!

---

1   *La historia de la creación, esplendor, decadencia y muerte del phytotron del CNRS en Gif ha sido recogida en el artículo de Denis Guthleben «Toutes les saisons du monde...»* en La revue pour l'histoire du CNRS 19/2007.

El profesor Lederer me explicó brevemente las líneas de investigación que se seguían en el instituto, suministrándome las publicaciones científicas más relevantes en varios dominios científicos: ácidos micólicos de paredes bacterianas (mycobacteria, por ejemplo), azúcares, ácidos de estructura próxima al ácido araquidónico, secuenciación de péptidos dirigida a la determinación estructural de proteínas, mecanismos de C-metilaciones por S-adenosilmetionina en serie esteroidea, estudios estructurales de intermedios en la biogénesis de esteroles en plantas, etc. Aprovechó el profesor Lederer para recalcarme que la *Chimie Biologique* tendría que apoyarse cada vez más en métodos físicos potentes que permitieran el aislamiento, purificación y determinación estructural de los productos intermedios de los procesos biogenéticos. Cromatografía de gases y en capa fina, espectrometría de masas, RMN y difracción de rayos X eran técnicas de uso común en el instituto. Cuando el material biológico de partida era una planta, podríamos contar con el *phytotron*, creado con el fin de «disponer de medios de cultivo experimental de plantas a cualquier dimensión y con previsión absoluta del control de factores físicos y químicos del medio». A medida que el profesor Lederer desgranaba los proyectos de investigación en los que podría incluirme como investigador, mi decisión estaba ya tomada: trabajaría en los mecanismos biogenéticos de fitoesteroles; es decir, esteroles de plantas, dentro del propio instituto, con todas las técnicas más avanzadas del momento.

Tendría acceso a las plantas provenientes de países africanos francófonos como Madagascar, Costa de Marfil y Camerún; podría contar con los servicios del *phytotron*, que llegó a superar en tecnología al del California Institute of Technology, y con las algas e invertebrados marinos de la estación marina de Roscoff, en Bretaña, lugar con un clima amable y aguas aún más amables para muchas especies por su proximidad con la corriente del Golfo. También estaban disponibles y dentro del propio instituto todas las técnicas más avanzadas del momento.

Partí con todas las publicaciones suministradas por Lederer a refugiarme en la biblioteca, las estudié y, a la mañana siguiente, le esbocé mi plan de trabajo, complejo y relacionado con el estudio de las vías de biosíntesis de fitoesteroles en plantas de muy diverso grado de evolución.

Me sería asignado un espacio amplio para mi trabajo experimental y un pequeño rincón para escribir mis notas de laboratorio y pensar en el laboratorio dirigido por Michel Barbier. Mi llegada a este laboratorio dio un impulso y un cambio de aire a todo. Venía con mi título de doctor en *Chimie Biologique*, con ganas de trabajar y de abrir una nueva línea de investigación original, briosa e ilusionante.

Y ¿por qué tanto entusiasmo? Quizá porque lo tenía todo para investigar, empezando por ese mundo de fantasía que constituyen las plantas. Pensaba que existían en aquel momento dos millones de especies vegetales —podíamos considerarnos viviendo en un mundo rodeados de plantas— e imaginaba las reacciones hacia ese mundo de muy diversas personas: el pintor se acercaría a él admirando la belleza plástica de lo que ve; el escritor inspirado podría dedicar unos párrafos poéticos; el cantante, esbozando una canción llena de ternura, resaltando la belleza que le rodea; el químico orgánico de productos naturales vería en ese mundo una fuente inagotable de estructuras químicas; el investigador que busca compuestos químicos con actividad farmacológica soñaría con aislar algún nuevo compuesto para ensayarlo en alguna enfermedad. En todos estos casos hay testimonios, ya sea de un cuadro con una planta o una flor (Monet con sus girasoles y amapolas); de un texto poético (Muñoz Rojas alabando la hoja fina y lujuriosa de la lila o resaltando los goterones de ternura de una encina floreciendo); de una canción como *L'important c'est la rose*, de Gilbert Becaud; de alguna estructura química como la de los alcaloides indólicos, sueño de Potier y sus colaboradores; o de un taxano como el docetaxel, gran aportación en quimioterapia para muchos enfermos de cáncer, también debida a Potier y su grupo.

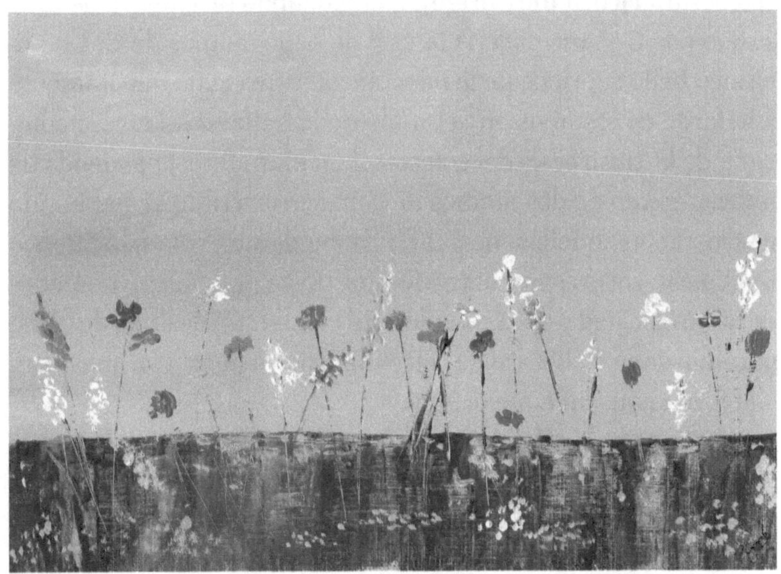

Imaginaba todo esto cuando yo, como bioquímico, también me acercaba a ese mundo. ¿En qué pensaba? Contemplaba las plantas como un universo de mecanismos bioquímicos inexplorados que había que estudiar. Y a ello me puse. Me atrajo desde el principio el mundo de los fitoesteroles por la complejidad de las rutas bioquímicas que imaginaba, y creo que llegué en el justo momento para contribuir a su esclarecimiento. Y me encontraba tan seguro de mí mismo y en un laboratorio de tan buen ambiente que proclamé al poco tiempo de mi llegada: «Desde hoy este será *le laboratoire de la science et de l'amour*».

Eran los años dorados de la investigación académica en torno al colesterol, molécula de 27 átomos de carbono con una estructura cíclica muy original, englobando diecinueve de esos átomos de C y una cadena lateral de ocho átomos de C. Un auténtico bello capricho de la naturaleza, convertido injustamente a lo largo de los años en «el malo de la película». La ruta completa de la biosíntesis del colesterol en mamíferos, partiendo de un fragmento de dos átomos de carbono (acetilCoA), había sido elucidada en aquellos años. Se trataba de una ruta biosintética limpia, sin sorpresas, sin recovecos, típica —al mismo tiempo— de la simplicidad y de la complejidad celular: un ejemplo de cómo la célula sana elabora sus moléculas poco a poco, con suavidad, siempre igual, sin equivocarse.

Poco se sabía del colesterol y otros esteroles en el mundo vegetal. Una vez más me encontré solo en ese mundo en el que los amantes del estudio de mecanismos bioquímicos preferían la comodidad de la utilización de otros materiales biológicos menos complicados que las plantas. Y en seguida comprendí la razón: las plantas contienen una fracción de esteroles de 27, 28 y 29 átomos de carbono con distintas insaturaciones y fragmentos de uno o dos carbonos en la posición 24 de la cadena lateral y cierta complejidad estructural en las etapas intermedias. Un arduo trabajo que obligaba a minuciosos experimentos de extracción, purificación, separación de cada componente, determinación de cada estructura química, previos a las etapas propias de demostración de las rutas de biosíntesis. Este ingente trabajo era posible gracias al apoyo combinado de la estación marina de Roscoff y los expertos científicos del *phytotron*, a la hora de suministrar las especies vegetales, y al arte que desplegábamos en el *laboratoire de la science et de l'amour*. Ciencia y arte combinados.

La estación marina de Roscoff me suministró bellas algas rojas que me permitieron demostrar la existencia de colesterol como esterol mayoritario en un vegetal. Recurrí al *phytotron* para los estudios que llevé a cabo con plantas de tabaco sobre las rutas de biosíntesis de fitoesteroles habituales y con los ramilletes de espinacas frescas —una vez más, espinacas— sobre los estudios de biosíntesis de un esterol de estructura caprichosa, el α–espinasterol. Mis pesquisas en mis solitarios paseos por el bosque de Gif (*la fôret du chateua*) y las búsquedas más organizadas en Fontainebleau me proporcionaron excelentes ejemplares del helecho común *Polypodium vulgare*, un filón para estudios de biosíntesis de nuevas estructuras. Igual que el polen del cactus gigante de Arizona. Un sinfín de vías metabólicas confirmando mis hipótesis.

De esta forma fue posible ir cercando ese pequeño y sorprendente mundo de los esteroles de plantas superiores e ir implicando en este proyecto de investigación a varios grupos franceses, ingleses y norteamericanos. El campo de estudio que había elegido era tan frondoso como el propio reino vegetal. A diferencia de la biosíntesis del colesterol animal —rectilínea, sin fisuras y sin regates desde sus inicios metabólicos—, las células vegetales tienen varios caminos para sintetizar sus esteroles en C27, C28 y C29: uno de ellos preferencial y los restantes posibles, en un sistema adaptable y adaptado a cada condición particular de la evolución. La filosofía del planteamiento de todas las hipótesis de trabajo resultó ser muy coherente y tan compleja como la propia naturaleza. El carbono número 24 de la cadena lateral fue objeto de uno de los brillantes capítulos de la Bioquímica: las metilaciones biológicas por el donador universal de metilos, la S-adenosilmetionina. Los estudios estructurales permitieron definir los requerimientos estructurales para que el proceso de la metilación en ese átomo de carbono tuviera lugar.

Fueron años de ilusión, de trabajar sin descanso, de dar rienda suelta a la imaginación y de disfrute con cada nuevo resultado. En más de una ocasión veía amanecer en el laboratorio, algo somnoliento pero siempre luchando por arañar la última posibilidad de una nueva purificación, la última interpretación de un nuevo pico en un registro de cromatografía de gases. Más de una madrugada se llenaba en sueños de música de mi tierra: alegres fandangos o tristes peteneras. Pero el avance de nuestro conocimiento era imparable y las posibles vías que conducían a esteroles con 27, 28 y 29 átomos de carbono iban siendo aclaradas paso a paso.

El curioso esterol con 26 átomos de carbono

Las rutas metabólicas que conducían a los esteroles habituales con 27, 28 y 29 átomos de carbono en plantas empezaban a estar bien asentadas. Nunca se había pensado en un esterol con 26 átomos de carbono, uno menos que el colesterol. Un día, analizando el perfil lipídico de una muestra de extracto de *Halocynthia roretzi* —invertebrado marino— recibida de la Universidad de Sendai (Japón), empezó a surgir la sorpresa. Al parecer, estos extractos poseían propiedades afrodisíacas y mis amigos de Sendai me pedían que les echara un vistazo por si identificaba algo a lo que atribuir esa propiedad. Vislumbré trazas de algo que podría contener menos de 27 átomos de carbono. Creí en la suerte de lo inesperado y me entregué a aislar aquello, convencido de que podría ser algo nuevo. Dediqué tres días con sus tres noches y madrugadas a aislar algunos cristalitos de aquel compuesto mediante repetidas inyecciones del extracto purificado en el cromatógrafo de gases, en cuya salida colocaba, a cada inyección, un pequeño tubo capilar para recoger las trazas de producto que era detectado antes del colesterol. En ese tiempo hice unas doscientas inyecciones. El lunes a primera hora, exhausto, obtuve la confirmación estructural de aquel extraño esterol con 26 átomos de carbono. Bastaron aquellos cristalitos que había guardado cuidadosamente en un pequeño tubo capilar. Aquel amanecer radiante en la verde ladera del bosque de Gif recordé a la Paquera de Jerez en su bravío fandango de Huelva de letra:

> *Colores.*
> *Ya viene la luz del día*
> *cubierta de mil colores.*
> *¿Qué tendrá mi Andalucía*
> *que se despiertan las flores*
> *cantando por bulerías?*

Aquella mañana, cansado y con sueño, esperaba impaciente el resultado de la espectrometría de masas. Tenía razón: el producto era, en efecto, un esterol con un átomo de carbono menos que el colesterol. Me imaginé los colores de mi Andalucía y las flores que se despertaron conmigo aquel lunes...

Nunca supe cómo se formaba aquel misterioso esterol con 26 átomos de carbono, uno menos que el colesterol. Sabiendo que los invertebrados no tienen capacidad para sintetizar sus propios esteroles, mis esfuerzos se centraron en los estudios de biosíntesis llevados a cabo con fitoplancton, primer eslabón de la cadena alimenticia. Los esfuerzos y la profesionalidad de los técnicos del buque oceanográfico Pluteus, fondeado en las cercanías de la estación de biología marina de Roscoff, no nos permitieron avanzar en los estudios con muestras frescas de fitoplancton. Me queda el honor del aislamiento de una nueva entidad química cuyo origen biosintético no pude demostrar. Fue un Miércoles Santo cuando decidí abandonar mis estudios de biosíntesis del esterol en C26; recuerdo que era una tarde-noche fría, negra y triste cuando desembarqué del Pluteus en el pequeño puerto de Roscoff. Atrás quedaban unos ilusionantes días a la búsqueda de este esterol en algas unicelulares del lugar. Solo se me ocurría recordar la letra de la petenera que empieza:

Llorando y en penitencia...

Así terminé la aventura de aquel raro esterol. Era Semana Santa.

Mi segundo doctorado en Bioquímica —*Chimie Biologique*—

Desde mi llegada a Francia me fui familiarizando con la organización y estratificación de la enseñanza universitaria y la investigación. El Institut de Chimie des Substances Naturelles no era muy diferente en su funcionamiento de mi querido Alonso Barba español. Sí en dimensión y en medios técnicos: RMN, espectrometría de masas y difracción de rayos X eran técnicas de uso común en Gif. Cuando abandoné España se acababa de recibir el primer equipo de RMN y aún estaba sin desembalar. El número de investigadores y de estudiantes de doctorado era muy superior en Gif. Y estos estudiantes de doctorado hacían sus trabajos de investigación encaminados a la obtención de su doctorado de tercer ciclo, equivalente a nuestro doctorado español de siempre. Supe que había en Francia otros dos doctorados: uno, el «superdoctorado» de las élites, el famoso *Doctorat d'État*; otro, más «liviano», otorgaba el título de *Docteur de l'Université*. Estos tres tipos de doctorado coexistían. Nunca pensé en optar a ese superdoctorado, pero los acontecimientos me empujaron a obtenerlo para «no tener que envidiar nada a nadie». Tenía ya conseguido mi puesto de investigador en el CNRS, pero no admitiría comentario alguno displicente sobre mi doctorado español. Para los franceses era un doctorado de tercer ciclo, como el doctorado normal francés, pero... no dejaba de ser español.

Decidí, pues, confirmar mi brillantez —según los comentarios que oía a mi alrededor— con este nuevo «galardón» a mi carrera científica. Y obtuve el doctorado, tan envidiado y vanagloriado por muchos, *Dr ès Sc.*, con la máxima calificación y honores. Me convertí sin desearlo en «bidoctor».

Algunos recuerdos de mi vida en París

Mi llegada a París la hice con mucha seguridad. La experiencia adquirida en el CSIC, culminada con mi tesis doctoral, me ayudó mucho a pisar sin titubeos en aquellos medios científicos de altura en los que me iba a desenvolver. Desde mi llegada pude comprobar que mi francés era más que correcto y con muy buena pronunciación. Mi nivel era claramente mejor que el de muchos españoles y otros no franceses que llevaban ya algún tiempo en Francia. Me llevé una gran desilusión con el ambiente que encontré en el Colegio de España. Esperaba llegar a un gran centro cultural, emanación de la Junta de Ampliación de Estudios, fundado en 1935 en la Cité Internationale Universitaire. Me recordó la Residencia de Estudiantes de Madrid por tener su mismo origen e idénticos objetivos culturales y científicos. Funcionaba, al igual que la Residencia de Estudiantes de Madrid, con un director invisible, el profesor Joaquín Pérez Villanueva, falangista en sus orígenes políticos y recuperado en 1951 por el católico liberal Joaquín Ruiz-Giménez en su equipo del Ministerio de Educación para desempeñar el cargo de director general de Enseñanza Media. Aquella experiencia liberalizadora dentro del régimen franquista duró hasta 1956. Desde entonces, el espíritu del Colegio de España de París vagaba errático sin el contenido que se le quiso atribuir en su fundación a aquel edificio —pequeño Escorial— por el que pasaron grandes hombres como Pío Baroja o Azorín y en el que se alojaron personajes conocidos más actuales como Fernando Arrabal o Ernest Lluch. Los veteranos del colegio se sorprendieron de que hubiera logrado una plaza allí sin «beca Pérez». Se referían a las suculentas becas del Ministerio de Educación español, de 1.300 francos mensuales, que, al parecer, se distribuían con la aquiescencia del profesor Pérez Villanueva, quien se había fabricado su propia imagen de liberal progresista antifranquista con gran éxito y respeto paternalista francés. Comprendí que el régimen franquista trataba de controlar y mantener contentos a los «disidentes» mediante suculentas becas. En otras palabras, los disidentes antifranquistas vivían de becas franquistas cuidadosamente asignadas a través de un señor de nombre Pérez Villanueva, que jugaba su carta de liberal antifranquista ante el paternalismo francés y europeo: de ahí el nombre de «becas Pérez». No, yo no era beneficiario de una beca Pérez; tenía una humilde beca francesa de investigación de seiscientos francos al mes, que me iba a ser suficiente para continuar sin descanso mi trayectoria de investigador.

Tres actividades no científicas llenaron mi vida dentro de la Cité Internationale Universitaire: la música, el fútbol y la pesca. Eran actividades de fin de semana y de alguna tarde-noche solitaria llena de melancolía.

Empezaré por el fútbol, deporte que siempre practiqué y del que fui campeón universitario en Granada. Formé un equipo de fútbol para competir con otros equipos de naciones con representación en la *cité universitaire*. Pedí un compromiso formal a los que aceptaron participar: descansar suficientemente el día previo a cada partido. No estaba Antonio para reprimirme por mi exceso de autoridad. En muchas ocasiones me acordé de él cuando la noche previa a cada partido iba por cada habitación comprobando si el jugador en cuestión estaba descansando temprano o no. Más de una discusión me costó aquella aventura. Hicimos un papel discreto en aquella liga internacional.

Nunca pensé que sería tan difícil encontrar un lugar para pescar en la región parisina. Como mejor opción, impulsé la creación de un club de pesca para trabajadores de los centros de investigación de Gif sur Yvette. Pescaríamos en los estanques que contemplé en mi paseo desde la estación de tren el día de mi llegada al Institut de Chimie des Substances Naturelles. Gracias a esta decisión conocí nuevas modalidades de pesca, nuevos ambientes, nuevos franceses y una nueva modalidad de la lengua francesa: el francés hablado por la clase trabajadora francesa. Descubrí que el único investigador del club era yo. El resto lo constituía un nutrido grupo de trabajadores de los talleres centrales y de técnicos de apoyo a las sofisticadas instalaciones de aquel complejo de investigación. Se incorporó algún amigo del *phytotron*. Las relaciones entre pescadores del club sirvieron para acercarme de forma más flexible al *phytotron*. La pesca, una vez más, se convirtió en una experiencia humana muy importante en mi vida.

Dejo finalmente un espacio para la música. Mejoré de forma apreciable mi conocimiento y mi sensibilidad hacia el flamenco. Saqué el máximo provecho del famoso disco de Hispavox, grabación perfecta de los mejores palos del flamenco, incluida la caña. Con Pepe López —cordobés, físico nuclear y guitarrista flamenco exquisito— organicé seminarios de flamenco en una sala del Colegio de España de nombre «La cava del toro», en desuso pero con un cierto tufillo cultural. Escuchábamos flamenco, leíamos sobre flamenco e interpretábamos algún palo flamenco, explicando letra y música. ¡No en vano éramos dos científicos! Recuerdo que un día, al principio de iniciar la sesión de cultura flamenca en «La cava del toro», Pepe corrigió mis palmas de acompañamiento de una soleá diciéndome que eran palmas «de tablao». ¡Demasiadas; las palmas deben ser las justas! ¡Y mejoré la calidad de mis palmas disminuyendo su cantidad!

La música francesa ocupó un lugar de honor en mis audiciones. Era la edad de oro de la canción francesa. La lista de intérpretes sería interminable. Aún resonaban los ecos de la voz de Edith Piaf cuando ya cantaba Mireille Matieu, *le rousignol d'Avignon*. Sus canciones revoloteaban en el mundo al lado de las de los grandes: Leo Ferré (*Petite*), Gilbert Becaud (*Et maintenant*), Jacques Brel (*Ne me quitte pas*), Charles Aznavour (*Que c'est triste Venise*), Juliette Greco (*Les feuilles mortes*), Serge Reggiani (*La femme qui est dans mon lit*). ¡Cómo recuerdo aquellas canciones que escuchaba en soledad al llegar del laboratorio e instalarme en alguno de los cafés del lugar (Chantilly o Gentilly). para extasiarme con mis canciones preferidas, comprimidas en aquellas máquinas automáticas de discos que funcionaban con fichas. Cada noche, de forma incansable, terminaba escuchando la incomparable *Chanson de Lara*, genial tema de la película *Doctor Zhivago*.

De esta forma, mi incesante labor investigadora iba proporcionando sus frutos, que yo celebraba con una música o una canción de mi agrado. No pude acompañarla de ningún aroma porque ya en aquel entonces, en Francia, las flores no tenían aroma. Ni siquiera el pobre clavel, despreciado por la sociedad francesa, tenía aroma. Recuerdo que en Antequera los claveles olían a clavel. Supe que en Francia no. Tampoco olían las rosas, pero daba igual. Se regalaban rosas como una delicadeza social. En número impar, pero sin aroma.

Mis dos primeros años de casado, aún sin ningún hijo, nos dieron libertad a Merche y a mí para nuestras actividades culturales. No había viernes que no pasáramos nuestra tarde-noche en las librerías del bulevar Saint Michel, recalando siempre en Maspero, librería abierta a la libertad hasta que, tras los acontecimientos de mayo del 68, se mantuvo malviviendo pero sin renunciar a sus principios de libertad y acabó cerrando sus puertas. Parece ser que esas ansias de libertad de la librería no fueron bien comprendidas por otros, sin escrúpulos para apropiarse de lo ajeno —libros en este caso— sin pagarlo.

Las cenas y reuniones con colegas de Merche de la Sorbona fueron siempre muy interesantes. Conocimos el famoso café-restaurante Procope, de tanta historia en Francia, y algunos otros restaurantes en la zona del bulevar Saint-Germain, en los que nos reuníamos con fines culturales y gastronómicos.

Nos alojamos en la zona residencial de Antony, en las cercanías de París, antes y después de nuestra estancia en Filadelfia. Buscamos un entorno habitable y agradable en el que nuestro primer hijo, Jean Michel, nacido en Antony, se desenvolviera a gusto. A nuestra vuelta de los Estados Unidos, con una nueva hija —María Luisa— nacida en Filadelfia, volvimos a un apartamento más espacioso en la misma residencia. Merche, ya madre de dos hijos, no abandonó sus labores universitarias en la Sorbona, muy entregada a los estudios de la traducción al francés de *El pícaro Guzmán de Alfarache* por Chapelain.

Seeds of disease, seeds of life
The secret life of germs, Philip M.Tierno,2001

Capítulo 3

Historias —pequeñas— de Filadelfia: semillas de plantas en germinación y un protozoo

Los años pasados en Gif entre plantas, flores, invertebrados marinos y terrestres y honores acabaron de configurar mi perfil científico. Desarrollé un trabajo riguroso y contribuí a hacer avanzar ese campo del colesterol y otros esteroles en plantas, algo embarullado por la existencia de múltiples vías de biosíntesis que permitían llegar al producto final, según el estado de evolución del organismo en estudio y los precursores biogenéticos disponibles. La complejidad estructural de las fracciones aisladas en los experimentos de biosíntesis obligaba a un escrupuloso e imaginativo trabajo experimental, apoyado por las técnicas analíticas más avanzadas. Mis resultados demostraban con claridad que los organismos que efectuaban la biosíntesis de sus esteroles *de novo* —es decir, a partir de ese fragmento universal de dos átomos de carbono, la acetilcoenzima A o acetilCoA— coincidían en el punto en el que afanosamente la célula había llegado a formar el eslabón de treinta átomos de carbono, el óxido de escualeno. A partir de este punto, los mamíferos fabricaban de forma limpia su colesterol, molécula de 27 átomos de carbono. Las plantas continuaban su propia ruta de biosíntesis, mucho más complicada porque en las etapas subsiguientes a ese eslabón de treinta átomos de carbono aparecían intermedios químicos sobre los que se llevaba a cabo la introducción de uno o dos carbonos en posición 24, cuyas estructuras había que elucidar de forma inequívoca.

Las comunicaciones científicas eran muy fluidas entre los grupos que participábamos en estos proyectos de investigación con distintas especies vegetales e invertebrados: Goad y Goodwin en Liverpool, Ourisson en Estrasburgo, Patterson en Maryland y Nes en Filadelfia. El día a día en Gif era un continuo intercambio de resultados e información: a veces en los pasillos, en otras ocasiones en el despacho de Lederer y a menudo aprovechando las conferencias científicas impartidas en el gran anfiteatro del centro por personalidades científicas invitadas, seguidas de otros contactos con el conferenciante.

Así ocurrió con algunas de las personalidades invitadas. Me ocupé personalmente de los profesores Patterson y Nes cuando fueron invitados a mi centro. Con ambos exploré la posibilidad de trabajar en Estados Unidos en alguno de sus proyectos de investigación. Tanto la Universidad de Maryland, con Patterson, como la Universidad de Drexel, con Nes, atrajeron mi atención. Glenn Patterson desarrollaba sus investigaciones con algas verde-azuladas (*blue-green algae*), un excelente trabajo experimental, más próximo al mío. De hecho, había mantenido contactos con Patterson en alguno de sus estudios, completándolos en mi laboratorio de Gif. Su enfoque era muy similar al mío y su personalidad, abierta, más cercana a la mía. Trabajaba con algas y yo con plantas superiores suministradas por el *phytotron* de Gif, tratando de penetrar en el intrincado mundo de la determinación estructural y del papel metabólico de los intermedios químicos previos a las etapas finales de formación de esteroles. William R. Nes, de personalidad más distante, realizaba un brillante trabajo con semillas de pino en germinación. Me habló del proyecto con el protozoo *Tetrahymena pyriformis*. En el primer caso, iba buscando identificar los intermedios en la biosíntesis *de novo* de esteroles a partir de acetilCoA; en el segundo, mucho más complejo, intentaría ver en una serie de experimentos si este protozoo tenía la capacidad de formar colesterol *de novo*, a partir de precursores radiactivos, y trataría de identificar los productos de transformación metabólica formados cuando el protozoo se encuentra en un medio de cultivo enriquecido con un esterol de 29 átomos de carbono. Opté por ir a trabajar con Nes en Filadelfia, en la Universidad de Drexel, una universidad pequeña en la que había formado un gran departamento de investigación en este campo (*Department of Biological Sciences*). Me sentí tentado por esta universidad, pequeña y sin gran nombre entre los departamentos de Bioquímica de otras universidades de Filadelfia, como las de Pensilvania y Temple. Pero el profesor Nes pensaba llenar con su nombre y personalidad aquel nuevo *Department of Biological Sciences*. Me interesaba mucho contribuir con mi ilusión y experiencia a algo que empezaba. Nes y yo teníamos, por otra parte, nuestro bien fundado prestigio en el campo de los esteroles. ¡Y yo llegaba a este nuevo departamento con mis dos doctorados!

El *Department of Biological Sciences* en la Universidad de Drexel

Fui, pues, a Filadelfia y me integré en el grupo de Bioquímica dentro del gran *Department of Biological Sciences* que Nes había creado y configurado. Lo que intuí en mi primer encuentro con el profesor Nes en Francia lo comprobé con creces en Filadelfia: su estilo era el de un gran profesor a la antigua usanza, muy egocéntrico y sin escuchar sugerencias ni ideas de nadie, a menos que coincidieran con su peculiar concepción de la biosíntesis de esteroles por parte de diversas entidades biológicas. Buscaba la vía única, de aplicabilidad universal para esa síntesis. Yo creía bien demostrada la bifurcación del metabolismo de esteroles a partir de aquel eslabón de treinta átomos de carbono: los mamíferos seguían la ruta limpia e inequívoca que conducía a colesterol a partir del lanosterol y las plantas seguían la bifurcación más complicada a partir de cicloartenol, que conducía a otros esteroles con 28 y 29 átomos de carbono como esteroles prioritarios. En mi primer día en el laboratorio descubrí que todo el departamento estaba dedicado a demostrar esa vía universal —para mí errónea— en semillas de pino en germinación. Así lo expresé y debió de caer tan mal que mis observaciones fueron ignoradas con un mal gesto. Pensé inmediatamente en mi amigo Antonio: ¿quizá mi tono había vuelto a ser, una vez más, autoritario y mi gesto pretencioso? Yo no lo sentí así. ¡Quería solo la verdad científica! Y, además, ¡ese trabajo con semillas en germinación no iba a ser de mi incumbencia! Mi trabajo de investigación sería elucidar las transformaciones metabólicas de esteroles en cultivos de *Tetrahymena pyriformis*, con el objetivo de situar a este protozoo verticalmente en un lugar de la jerarquía evolutiva y horizontalmente en relación con su capacidad de biosíntesis o transformación de esteroles. Conté para este trabajo con el Brynn Mawr College. En su departamento de Biología eran expertos en los cultivos de *Tetrahymena pyriformis*.

Pero ¡yo no podía olvidar mi responsabilidad científica sobre los restantes trabajos que se hacían en el departamento! Me incorporaba al mismo con una gran experiencia. ¡No podía olvidar que estaba en posesión de dos títulos de doctor! Los doctorandos y postdoctorales me llamaban «bidoctor» (*bai-doctor* Alcaide). Esperé pacientemente mi oportunidad para realizar una experiencia de germinación de semillas de pino, *Pinus pinea*, y demostrar con todo rigor si existía esa vía universal o si la bifurcación a partir del óxido de escualeno tenía lugar como en todas las plantas.

Empecemos por el trabajo con *Tetrahymena pyriformis*. No fue fácil. Mis amigos de Brynn Mawr hicieron su trabajo de cultivo e incubaciones de *Tetrahymena pyriformis* con diferentes sustratos y precursores con el rigor de siempre. Recuerdo el día que fui a recoger las muestras a Brynn Mawr para proseguir los estudios en mi laboratorio, una vez finalizada la fase de cultivo e incubación del microorganismo. Entablé una conversación muy interesante con el Dr. Conner; comentamos en primer lugar algunos pormenores del experimento de cultivo del protozoo. Hablamos después de los principios éticos en la investigación y de la calidad humana que habría que exigir a cualquier investigador. Recuerdo, además, el malentendido que creé a propósito de las palabras *seek* (buscar) y *sick* (enfermo), de pronunciación claramente diferente en inglés. Mi crítica iba dirigida a los investigadores que buscan (*seek*) el protagonismo a cualquier precio. El Dr. Conner creyó que yo me refería a los investigadores enfermos (*sick*) en su afán de gloria. No pudimos finalizar esta interesante y profunda conversación. Robert Conner la interrumpió señalando a la lluvia que empezaba a caer con fuerza, mirando el color del cielo y pidiéndome que abandonara Brynn Mawr porque aquel color anunciaba el inminente paso de la cola de una de esas tormentas tropicales, que había descargado en Carolina del Norte. Brynn Mawr está al norte de Filadelfia; Drexel, al sur. ¿Llegaré?

Tomé los dos frascos conteniendo varios litros de caldo de cultivo con sus correspondientes células, los metí en mi coche y salí de allí a toda velocidad. El nivel del agua subía sin cesar y solo pude hacer la mitad del recorrido hasta Drexel y dejar aparcado el coche cerca de una estación de ferrocarril con tiempo para tomar el último tren que circuló aquel día. Llevaba conmigo los litros del precioso caldo de cultivo del protozoo, altamente radiactivos por los precursores radiactivos marcados con C-14 incorporados en el medio de cultivo. Alcancé mi laboratorio en Drexel con el agua llegándome a media pierna, centrifugué las células y las liofilicé.

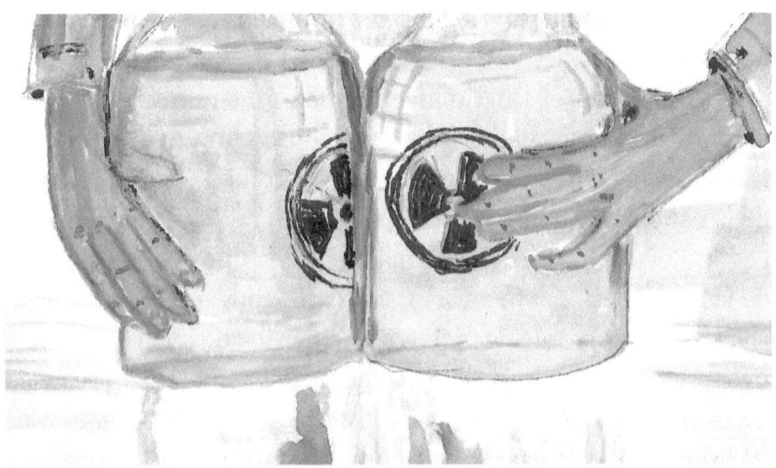

Aquella noche me tocó dormir en el laboratorio. ¡La experiencia científica había sido salvada! Muchos meses de trabajo estuvieron a punto de esfumarse. Mi preocupación y mis cálculos fueron en aumento durante mi viaje en tren con aquellos dos frascos de vidrio, siendo observado con extrañeza por los viajeros. Pensaba en la importancia de los resultados que podrían salir de esos frascos; llegué a temer por su ruptura, que podría haber empapado de «salsa radiactiva» a aquellos confiados pasajeros, ajenos a lo que llevaba y sostenía en mis manos con tanto mimo.

A la mañana siguiente fui a recuperar mi coche de la estación de tren en la que lo había dejado. El agua no había llegado hasta el motor y pude arrancarlo sin dificultad. El temporal había pasado durante la madrugada tras el «coletazo» del huracán que asoló Carolina del Norte, y yo volví al laboratorio para continuar mi trabajo y «exprimir» todo lo posible los resultados que esclarecieran el comportamiento de este protozoo en relación con el metabolismo de esteroles. Fueron largos días de difícil trabajo experimental con cantidades iniciales que no sobrepasaban la veintena de miligramos, en las que había que separar e identificar componentes que diferían solo en el número de dobles enlaces y de átomos de carbono. La conclusión más importante fue la confirmación de que este protozoo no es capaz de sintetizar sus esteroles *de novo* a partir de los precursores habituales; en este caso utilizamos MVA (ácido mevalónico, unidad de seis átomos de carbono) marcado con C-14, no encontrando ni rastro de radiactividad en la fracción de esteroles analizada. Este resultado no fue sorprendente para mí. Tenía muy claro desde siempre que *Tetrahymena pyriformis*, al igual que otros protozoos, no sintetizaba sus propios esteroles.

Sí me llamó la atención la forma tan «elegantemente rebuscada» de transformar el β-sitosterol (29 átomos de carbono), esterol mayoritario en plantas superiores: desalquilación (eliminación de dos átomos de carbono, 28 y 29, y deshidrogenación para obtener un esterol con 27 átomos de carbono, como el colesterol, pero con uno o dos dobles enlaces adicionales). Los resultados obtenidos permitieron situar a *Tetrahymena pyriformis* en la línea jerárquica de la evolución, entre los procariotas bacterias y micoplasma y los eucariotas menos evolucionados. En el plano horizontal, queda situado entre plantas y animales por su capacidad de desalquilación y deshidrogenación en posición 22-23 de la cadena lateral.

Realicé un gran trabajo con *Tetrahymena pyriformis*. Aprendí de los microbiólogos de Brynn Mawr a cultivar este protozoo y, mientras participaba en este trabajo, recordaba mis fallidos cultivos de *Clostridium pasteurianum* en mis primeros pasos como investigador en el CSIC. Y no veía grandes diferencias entre el trabajo autodidacta que yo hice en España y lo que hacían los microbiólogos de Brynn Mawr. Claro que mi microorganismo era una bacteria anaerobia y en Filadelfia trabajábamos con un protozoo, pero no observé ninguna manipulación que explicara mis resultados negativos con *Clostridium*. Los cultivos de *Tetrahymena pyriformis* se llevaban a cabo en la forma habitual, en frascos de quinientos mililitros a 28°C durante cuarenta horas. Nada especial.

La parte puramente bioquímica, desarrollada en mi laboratorio de Drexel, merece ser resaltada por las complicaciones experimentales en el aislamiento, determinaciones estructurales inequívocas y demostración final de la conversión de un esterol de 29 átomos de carbono en varios de 27, todos derivados del colesterol, diferenciándose de este en el número y posición de los dobles enlaces. Minucioso trabajo experimental con cantidades que no excedían a varios miligramos.

Esa fue la responsabilidad que se me asignó en Drexel: la cumplí con creces, dando un nuevo impulso al conocimiento en el complicado campo del colesterol y otros esteroles. No quedaba resquicio alguno por explorar. El colesterol en mamíferos se formaba siguiendo la vía demostrada por Bloch y sus colaboradores y confirmada en numerosos trabajos por otros investigadores; al colesterol y otros esteroles en plantas superiores se podía acceder por múltiples vías, pero el camino pasaba siempre por ese eslabón de treinta átomos de carbono, a partir del cual existía la bifurcación que llevaba a dos intermedios diferentes: lanosterol en mamíferos y cicloartenol en plantas. Los organismos que no tenían capacidad para formar colesterol u otros esteroles *de novo* «jugueteaban» con esteroles ya existentes con 28 o 29 átomos de carbono, demostrando su capacidad para desalquilar (quitar uno o dos átomos de carbono) y/o introducir algún doble enlace suplementario (capacidad de deshidrogenación).

Mi trabajo con *Tetrahymena pyriformis* llenó un hueco importante de este «puzle». Creo que nunca me había enfrentado a un problema tan intrincado como fue resolver aquella compleja mezcla de compuestos de estructuras tan próximas. ¡Fue un gran trabajo que acabó muy bien y merecía ser «premiado» con unas alegrías de Cádiz! Primero en mi recuerdo de grandes cantaores por Cádiz y después en casa, con mi grabación de Hispavox. Y elegí, para empezar, esta letra clásica cantada por el Beni de Cádiz:

En el hombre no hay engaño.
Alerta, alerta, mocita.
En el hombre no hay engaño.
Se sacude la capita,
sale el polvito y queda el paño.

Sí, en mí y en mi trabajo no había engaño. Y mi verdad científica quedó grabada para la posteridad. No se merecía menos mi trabajo: el recuerdo de unas alegrías del gran Beni de Cádiz.

Y así transcurrieron mis días científicos americanos entre las universidades de Drexel, Brynn Mawr y Pensilvania. El *Tetrahymena pyriformis* no me dio la espalda como la arisca *Clostridium pasteurianum* en Madrid. Nos hicimos amigos y su comportamiento bioquímico me dio grandes satisfacciones el día que acabé de desentrañar aquella maraña de estructuras tan cercanas y tan complicadas.

Estos trabajos merecieron mi atención día y noche, pero no me hicieron olvidar que el resto del departamento estaba trabajando sobre una idea científica brillante, luminosa, pero —en mi opinión— no demostrada suficientemente. La idea de una ruta metabólica única, sin la bifurcación aceptada por todos los grupos que investigaban en el campo de los esteroles, era algo que había que estudiar a fondo por dos razones: llegar a la verdad científica y volver a diseñar —llegado el caso— el trabajo de investigación de aquellos doctorandos. Ninguno de los implicados quería, al parecer, enfrentarse a aquel «dogma». Yo decidí hacerlo. No tenía experiencia en estudiar las semillas en germinación, pero lo aprendí todo en mis ratos libres. Mi autoridad científica me daba libertad y seguridad para preguntar por el trabajo de cada cual y para sacar mis propias conclusiones de lo que veía. Decidí partir de cero y realizar el trabajo completo de germinación, aislamiento e identificación de todos los intermedios de biosíntesis en semillas en germinación. Y para tener todo mi tiempo, no perturbar el trabajo de nadie y evitar cualquier interferencia con lo que me proponía realizar, elegí los días de vacaciones de Navidad, entre el 23 de diciembre de 1971 y el 2 de enero de 1972. Esos días, con sus noches y sus madrugadas, me iban a ser suficientes para lo que quería demostrar. Solo abandoné el laboratorio en dos ocasiones: dos horas para la cena familiar del día de Nochebuena y una hora para tomar las doce uvas a las 18.00 del día 31 (doce de la noche, hora española). El resto del tiempo me entregué con entusiasmo a mis investigaciones, con la seguridad de que mi razón científica iba a prevalecer. ¿Y qué pasó aquellos días?

Podría responder de forma escueta diciendo que yo tenía razón. Pero no se trataba de tener o no tener razón: se trataba de establecer una verdad científica frente a un dogma científico no demostrado. La identificación y asignación estructural de un determinado intermedio no debe nunca hacerse en base a un pico de cromatografía o a un resultado analítico único. Puede haber compuestos con picos idénticos, superponibles, cuyo perfil se dibuja exactamente en el mismo lugar que otro, con idéntica masa molecular, pero cuya estructura íntima sea diferente. Eso ocurre con los intermedios en la biosíntesis de esteroles. Los trabajos que llevé a cabo con nocturnidad y «diurnidad» en los días navideños de 1971 sirvieron para cimentar la bifurcación vía cicloartenol también en semillas en germinación. No existía esa vía universal pasando por lanosterol como en los mamíferos. Las plantas tenían su vía propia, diferente a los mamíferos, a partir de aquel eslabón de treinta átomos de carbono. El lanosterol, a pesar de ser el producto termodinámicamente más favorable, no es el intermedio universal. Las plantas tienen su propia vía de biosíntesis.

Una vez más, imaginarios sones flamencos me acompañaron en la soledad de aquella Navidad. Esta vez eran aires aflamencados. No tenía a mano para escucharlo aquel villancico que comenzaba por:

La Virgen se está peinando entre cortina y cortina...

Pero puedo asegurar que mi trabajo estuvo acompañado en todo momento por aquellos peces que bebían una y otra vez en el río. No en vano eran días navideños.

Todos estos resultados quedaron expuestos de forma muy ordenada en el laboratorio la tarde-noche del primer día del año 1972, con el fin de que pudieran ser contemplados por todos los que aparecieran el día siguiente, primer día de trabajo, por aquella tercera planta de la «ciencia dogmática y distante» a felicitar por el nuevo año. Yo me limité a explicar simplemente que había trabajado con ahínco esos días de vacaciones para permitir el inicio del año con nuevos ánimos y la mente más abierta a las nuevas ideas y orientaciones de la investigación en serie esteroidea. No cayeron muy bien mis hallazgos científicos, ya que obligaban a un nuevo enfoque de los trabajos de todo el departamento. Mi sorpresa fue mayúscula. Estaba perplejo ante los estudiantes que se dirigían a mí algo dudosos y temerosos para preguntarme cómo deberían proseguir sus trabajos. Decidí no interferir más en los proyectos que no eran de mi responsabilidad y me instalé cada mañana en la biblioteca. Iba, eso sí, a preparar y a tomar el café tempranero del departamento con todos, aclarando que estaría en la biblioteca por si alguien preguntaba por mí. Así pues, tuve varios meses de lectura y estudio en la biblioteca que me vinieron muy bien, aunque en mi fuero interno me reconcomía y devoraba la injusticia.

Dado que mis días de estudio en mi refugio de la biblioteca de la universidad eran largos y me daban tiempo para muchas actividades, tomé la decisión de asistir al Congreso de las Sociedades Americanas de Bioquímica, en Atlantic City, ciudad de celebraciones de otros actos, como grandes combates de boxeo, situada en la margen izquierda del gran río Delaware, en la costa Atlántica de Nueva Jersey. Fue una experiencia interesante. Me paseé por el congreso con mi tarjeta de congresista adosada a mi solapa, en la que se podía leer lo que yo había hecho imprimir:

> *Dr. A. Alcaide, PhD, Dr ès Sc.*
> *Molecular poetry. Department of Biological Sciences.*
> *Drexel.*

Desde aquel momento, en que me vino la inspiración, he utilizado con gran éxito esta expresión, *molecular poetry* (poesía molecular), para designar los intentos de establecer algún nuevo principio científico, por muy brillante y original que sea, pero sin base experimental suficientemente probada. Presencié en este congreso alguna «algarada» entre grupos científicos rivales y mantuve una interesante conversación sobre ética científica con el Dr. Caspi, profesor en el MIT (Massashussets Institute of Technology).

Y así pasaron varios meses hasta que mi trabajo fue considerado como la vía que todo el departamento debería tomar como guía. El propio profesor Nes me pidió que dirigiera todos los trabajos del departamento, cosa que hice de inmediato, aunque no acepté su propuesta para continuar en Drexel. Decidí volver a Gif a seguir investigando en otras líneas. Atrás quedaron ciertas actitudes egocéntricas y ciertos convencimientos de una soñada y universal vía única de formación de esteroles en cualquier organismo con capacidad metabólica para realizar esta biosíntesis *de novo*; es decir, desde el inicio, a partir del fragmento de dos átomos de carbono, ácido acético activado en forma de acetilCoA. Dejemos que las plantas sigan su propia vía a través de cicloartenol y los mamíferos la suya, vía lanosterol. Y dejemos que los insectos «jugueteen» con la cadena lateral de los fitosteroles y que *Tetrahymena pyriformis*, en representación de otros protozoos, nos haya mostrado su capacidad desalquilante y deshidrogenante.

Mis trabajos y los trabajos de otros investigadores quedaron recogidos en el excelente y riguroso tratado de título *Biochemistry of steroids and other isopentenoids*, editado en 1977 y cuyo autor es el profesor William R. Nes, figurando como coautora la fiel Margaret Lee McKean, investigadora seria y rigurosa del grupo que, en la época en la que coincidimos, nunca osó rebatir los razonamientos científicos tan personales del profesor.

No obstante, es de justicia resaltar que este libro es el tratado más completo de Bioquímica de esteroides por abarcar aspectos estructurales, metabólicos, enzimológicos, mecanísticos y termodinámicos. El profesor Nes fue alcanzando un gran prestigio científico, convirtiéndose en *chairman, Biochemistry and Biophysics Group of the College of Science, Drexel University*. Falleció, aún joven, de cáncer.

Otros recuerdos de Filadelfia

El título de este capítulo me lo ha inspirado la película *Historias de Filadelfia*. He añadido un humilde «pequeñas». La película es una gran obra del director George Cukor estrenada en 1940, con intérpretes de la categoría de Cary Grant, Katharine Hepburn y James Stewart. Se trata de una comedia situada en el seno de una gran familia de la elegante y distinguida Filadelfia. Es un gran clásico del cine, premiado con dos Óscar. Mi capítulo 3 es un relato más humilde, vivido en la Filadelfia de los años 1970, treinta años después del estreno de la película. En él describo el día a día de mi vida ligada a mis trabajos de investigación en el *Department of Biological Sciences* de una universidad clasista de Filadelfia como la Drexel University.

Llegué a Filadelfia un caluroso y nublado día de agosto de 1971. Venía de París con una cierta «retranca» antiamericana, inspirada y alimentada en Francia. El sentimiento antiamericano estaba extendido por todo el mundo, en Francia especialmente. El pretexto era esta vez la interminable guerra de Vietnam, con gran implicación americana desde el período presidencial del demócrata Kennedy y con progresiva retirada de las tropas americanas durante el período republicano Nixon-Gerald Ford. Nadie en Francia hablaba de su guerra de Indochina ni de su fin en la batalla de Dien Bien Phu de 1954, en la que los franceses fueron expulsados de Vietnam del Norte por el Viet Minh. Yo viví muy de cerca en Filadelfia el fin de la ocupación militar americana en 1972, así como las negociaciones de paz de París de 1973 entre Kissinger y Le-Duc-Tho, celebradas en el valle de Chevreuse, no lejos de mi laboratorio de Gif.

A mi llegada a Filadelfia, en aquel caluroso día de atmósfera pegajosa, con mucho retraso en el vuelo directo de Air France desde París, me esperaba el profesor Nes. Le agradecí que me acompañara en mis primeros pasos en el continente americano. Traía de Francia mi gran experiencia, mi bien ganado prestigio, mi conocimiento (limitado) sobre los americanos —es decir, sobre los indios—, mi libro *Bury my heart at Wounded Knee* (*En tierra mi corazón en Wounded Knee*) sobre una de las hazañas (escabechinas) de Custer y mi animadversión hacia los yanquis por sus acciones bélicas en Vietnam, según las informaciones tendenciosamente filtradas por la prensa francesa.

Lo cierto es que llegué a Filadelfia en un mal momento anímico del país, con una moneda devaluada, una guerra de Vietnam impopular también en los Estados Unidos y unas tensiones raciales más perceptibles en Filadelfia, con una población de dos millones de habitantes, de los que la mitad eran de raza negra (hoy se diría afroamericanos). Mi primera anécdota tuvo lugar precisamente con una pareja de color que se alojaba en un edificio-residencia que utilizaban en la universidad para acoger a profesores de otros centros que venían a hacer algún curso de verano en Drexel. También yo me alojé provisionalmente en esa residencia. Sobre la puerta de mi habitación pegué una cuartilla de papel en la que escribí: «Dr. Antonio Alcaide, París». Al rato, una joven de color llamó a mi puerta y me invitó a pasar a la habitación de enfrente, en el mismo pasillo, en la que estaba su compañero, también de color. Eran profesores de Matemáticas de grado medio que asistían a un curso en Drexel. No entendía bien todo lo que hablaban, pero empecé a no comprender nada cuando ella me hacía hablar y, sobre todo, gesticular con las manos, al tiempo que tomaba algunas fotos y comentaba con su compañero: «¡Exacto, es igual!». Cuando acabó la «sesión», pedí que me explicaran. ¡Mis gestos eran iguales que los de Paul Newman! Fue el único contacto amable que pude tener con personas de color. Al relatar esa pequeña historia entre los amigos del departamento, les di argumentos para llamarme desde aquel momento «*bidoctor* Paul».

Drexel era una universidad de gran mayoría blanca. Yo solía comer a mediodía en el restaurante de estudiantes. Cerca había un club en el que solo podían entrar profesores y doctores. Creo que fui una vez. Cada día bajaba con mis compañeros de laboratorio al restaurante universitario. Un día me senté en una de las sillas que estaban vacías alrededor de una mesa circular. Apareció un grupo de estudiantes de color gritando cosas que yo no entendía, en tono agresivo y con mal estilo. Lo comprendí más tarde: era una mesa en la que se sentaba a diario un grupo de estudiantes de color que había que respetar. Actitudes de este tipo frente a los blancos se repetían día a día en la universidad y fuera de ella. Filadelfia, la ciudad en la que se había firmado la declaración de independencia de los Estados Unidos y que se preparaba para las grandes fiestas del bicentenario (*the Bicentennial State*) en 1976, vivía los momentos más tensos, de mala convivencia racial. Había barrios enteros por los que los blancos no podían pasar y horas del día en las que se les recomendaba no salir de casa.

Busqué un alojamiento familiar en el que Merche y los niños —Juan y su hermanita cuando naciera— se sintieran cómodos cuando vinieran a Filadelfia, algo más tarde que yo. Era una zona segura del suroeste de Filadelfia, cerca de la estación de tren de Glenolden, lo que me permitía el transporte cómodo en tren hasta la estación central, situada justo frente a la universidad. La vida en aquellos apartamentos fue muy agradable, con espacios libres, piscina, tenis y todas las comodidades. Allí mi hijo Juan, con apenas dos años, se convirtió en el cabecilla de un grupo de amiguitos a los que dominaba. ¡Este Juan tenía un peligro! Su hermana, María Luisa, nació allí el último día de marzo de 1972, Jueves Santo, y Merche tuvo que redoblar la vigilancia para contrarrestar las ocurrencias del hermano mayor.

Mi vida transcurría «llevada en volandas» por mis estudios y por buscar soluciones a los problemas científicos con los que me enfrentaba en la universidad. Tenía tiempo para otras actividades: escuchaba flamenco de las fuentes, aquellos grandes discos de 78 rpm que transporté desde Francia; hacía ejercicio jugando al fútbol europeo (*soccer*), pescando, nadando y jugando al tenis, y practicaba deportes de sala como tenis de mesa, billar y *table shuffleboard*. Y además leía y asistía cuando me era posible al cineclub de la universidad, en manos de una de las asociaciones de alumnos. No olvidaré la película À *bout de soufle* (en español *Al final de la escapada*), dirigida por Jean-Luc Godard e interpretada por Jean-Paul Belmondo y Jean Seberg. Estrenada en 1960, esta película, perteneciente a la «nueva ola» (*nouvelle vague*) del cine francés, me impresionó por su ternura y, al mismo tiempo, por su dureza final. ¡Está claro que siempre fui un romántico!

Algunas tardes, al finalizar mi jornada de trabajo en la universidad o de estudio en la biblioteca, practicaba el fútbol en solitario. Corría con un balón pegado a mis pies y disparaba cuando llegaba a la portería contraria. De ese jugar solitario pasé a jugar con más estudiantes y a enseñarles y convertirme sin quererlo en entrenador de un equipillo de la universidad.

Seguí con mi afición a la pesca y la practiqué bien y con soltura, al principio de forma exploratoria y al cabo de los meses con conocimiento de los ríos y lagos cercanos. Quise descubrir por mí mismo los posibles lugares de pesca (*fishing spots*) y me llevé la sorpresa de que los ríos del entorno de Filadelfia habían sido limpiados de porquería, saneados y repoblados con trucha arco iris. Eso me dejaba libre para ir a pescar alguna trucha muy temprano y estar en mi departamento a la hora habitual de comienzo de mi trabajo. También mi soledad en la pesca se complicó y me vi obligado a enseñar a pescar a un grupo de voluntarios, que veían con envidia cómo con un leve movimiento de muñeca alejaba hilo y señuelo hasta donde yo quería. Y además ¡pescaba! Estos pescadores neófitos llamaban a aquello sus clases de pesca y seguían escrupulosamente mis enseñanzas.

En *ping-pong* y billar no tenía rivales. Conservaba la destreza adquirida aquel lejano año de mi curso preuniversitario, con tiempo libre para aprender bien esos juegos. El *shuffleboard* era nuevo para mí, pero al tratarse de un juego de precisión, adquirí pronto gran maestría en el mismo y me convertí en un jugador difícil de batir. Este juego consiste en lanzar, deslizándola por una superficie limpia, una pieza metálica maciza de forma cilíndrica, con un diámetro de unos cinco centímetros y una altura de un centímetro. El reto es dejarla, con ese movimiento deslizante, lo más cerca posible de la «línea de meta».

Dejo para el final mis clases de Historia de América. No sabía yo lo suficiente sobre esta especialidad universitaria, pero también hubo un grupo de estudiantes que querían escuchar «lo mucho que yo sabía» sobre la historia de su país. Recalcaba que yo no era historiador, pero que había leído bastante sobre la formación de este gran país que conocíamos como los Estados Unidos de América, en el que los ávidos colonos anglosajones, tras eliminar a unos veinte millones de los auténticos americanos, los indios, se convirtieron en los amos del país. Comparaba con la colonización española y les hablaba, rebatiéndola, de nuestra leyenda negra.

Así completé y finalicé mi primera estancia larga en los Estados Unidos. Quise volver a Europa a reflexionar sobre una experiencia tan enriquecedora y con tantos matices como la vivida en 1971 y 1972. Contribuí al esclarecimiento final de las rutas de biosíntesis de esteroles, ayudé a cerrar la etapa académica de la biosíntesis del colesterol y otros esteroles en especies biológicas de muy variada evolución y decidí volver a Francia, a mi instituto de Gif, en el que me esperaban nuevas sorpresas y nuevas cosas por aprender.

No quiero dejar pasar este capítulo sin hacer un comentario acerca de la enseñanza de la Bioquímica para *undergraduate students* (estudiantes de licenciatura). Era una Bioquímica menos tortuosa, con menos «información enciclopédica» y más conceptos simples que la que enseñábamos en Europa. ¡Mucho más asequible para el estudiante! Las exigencias venían después, en los estudios de doctorado.

Empecé a amar a los Estados Unidos al final de esta, mi primera estancia en el país. Su naturaleza inexplorada es inmensa. Su historia estaba por escribir. Era un país sin haber alcanzado aún la edad de doscientos años. Yo acuñé una frase en inglés, que decía: «*Good-bye to the country where it is always posible to do more and better*» (adiós al país en el que siempre es posible hacer más y mejor). Mis amigos de la universidad se deshicieron conmigo en poner a mi alcance y ofrecerme siempre lo que más me gustaba: la vida en libertad, la naturaleza, la pesca, las relaciones humanas... Hicimos salidas a lugares perdidos en Pensilvania y otros estados cercanos: Delaware, Nueva Jersey, Nueva York, Massachusetts, Virginia, West Virginia. ¡Qué belleza! ¡Qué naturaleza más pujante! Recibí como recuerdo dos libros muy americanos y muy amados por los americanos: uno de fotos, del gran fotógrafo Ansel Adams; el otro, sobre los Everglades. La dedicatoria de mis amigos fue entrañable; algo así como: «Al Dr. Alcaide, por resaltar lo bueno y lo bello de nuestro país, aun conociendo lo malo».

Volví con suma tristeza a Francia y prometí regresar. El país, sus gentes, su espíritu, su naturaleza, el respeto a sus símbolos, sus universidades, sus tradiciones de país joven pero muy arraigadas... Todo me atraía, y muy especialmente dos celebraciones: la del 4 de julio, *Día de la Independencia,* y el cuarto jueves de cada mes de noviembre, *Día de Acción de Gracias.*

En mi viaje en barco a Málaga, de cinco días de duración, en el buque Cristophoro Colombo, pensaba en todo lo que dejaba atrás y a la salida del puerto de Nueva York, bordeando la estatua de la Libertad, esbocé un emocionado «volveré», al estilo de MacArthur a sus tropas en la Segunda Guerra Mundial.

Al cabo de algunos años empezó a cobrar importancia el colesterol, aquel colesterol sobre el que tanta investigación académica habíamos hecho tantos grupos. ¡Cuánta Bioquímica aprendimos y cuánta agudeza intelectual desarrollamos en estrategias de laboratorio! ¡Y cuántos años de investigación para aclarar, carbono a carbono, cómo esta entidad fisiológica era elaborada por la célula! ¡Cuánta belleza! De pronto, el colesterol se convirtió en el «malo de la película». Se formó el grupo DALM (*Drugs Affecting Lipid Metabolism*) con investigadores de varios países, yo entre ellos. Era un reducido grupo, de no más de sesenta o setenta miembros, que se reunía cada dos años en Milán o en Filadelfia. En el año 1983, ya con Reagan como presidente, fui invitado por el profesor Nes a pasar unos meses como profesor invitado. Mi estancia en Filadelfia la hice coincidir con la reunión del grupo DALM. Mi trabajo en la universidad versó sobre el estudio de la fracción de colesterol hepático de unos ratones especiales, nacidos de madres que nunca habían tenido contacto alguno con el colesterol. No fue posible ver nada distinto que en ratones normales. La única diferencia era que estos ratones, alimentados con dieta exenta de colesterol, eran muy agresivos. Gasté a mis alumnos la broma de que esta agresividad se debía a la falta de colesterol en la dieta... y cuando observé que tomaban notas de lo que decía, tuve que recalcar que era una de mis bromas.

Bien, en esta reunión del grupo DALM tuvimos conocimiento por parte del grupo japonés del aislamiento de dos productos, compactina y mevinolina, con una actividad inhibidora de la enzima clave de la biosíntesis del colesterol, la HMGCoA reductasa o hidroximetilglutarilcoenzima A reductasa. De estos estudios salió el primer inhibidor de la HMGCoA reductasa, la lovastatina (MEVACOR), y subsiguientes «estatinas»: simvastatina, pravastatina, atorvastatina, rosuvastatina.

Obviously natural products will continue to be extremely important as sources of medicinal agents. In addition to the natural products which have found direct medicinal application as drug entities, many others can serve as chemical models or templates for the design, synthesis or semi synthesis of novel structures...

Journal of Advanced Pharmaceutical
Technology&Research, Ciddi Veeresham, 2012

Capítulo 4

De nuevo en Gif: plantas, microorganismos e invertebrados

El tiempo pasado en Filadelfia esta primera vez fue muy enriquecedor y, al mismo tiempo, muy duro desde el punto de vista científico. Me adentré en la «vida íntima» del *Tetrahymena pyriformis* y aprendí a controlar su crecimiento y a demostrar sus actividades desalquilantes y deshidrogenantes aplicando la «Bioquímica directa», esto es, mediante las determinaciones estructurales de sus metabolitos, todos derivados del colesterol. A mi vuelta a Gif comprobé que mi colaboradora Jacqueline, joven inteligente, atractiva y muy bien formada en la Universidad de Rennes, estaba en la fase final de su tesis doctoral de tercer ciclo, que yo le había dirigido, y aún luchaba por fijar de forma inequívoca la estructura definitiva de aquel esterol con 26 átomos de carbono. En base a los primeros resultados sobre los que habíamos especulado nos habían inducido a situar el doble enlace de la cadena lateral en una posición errónea, entre los átomos de carbono 24 y 25. Tras mucha experimentación mientras yo estaba en Filadelfia y la inestimable ayuda de la espectrometría de masas, los resultados eran concluyentes: el doble enlace estaba situado entre los carbonos 22 y 23. La posición de ese doble enlace del esterol en C26 del invertebrado marino *Halocynthia roretzi* era idéntica a la encontrada en los derivados de colesterol deshidrogenados, metabolitos del microorganismo *Tetrahymena pyriformis*. ¡Gran y meticuloso trabajo el efectuado por Jacqueline! Gracias a su trabajo quedó zanjado todo lo relacionado con la estructura de este anómalo esterol de caprichosa estructura y del que nunca llegamos a conocer su ruta de biosíntesis.

En el laboratorio se estudiaban los últimos pasos sobre el comportamiento del insecto *Locusta migratoria*, llevados a cabo de forma muy rigurosa por Jean Pierre Allais, quien demostró que este insecto podía transformar la cadena lateral del β-sitosterol (esterol de referencia en plantas superiores, de 29 átomos de carbono) en colesterol, a través de una ruta metabólica de degradación que quedó establecida con mi colaboración. Con mi trabajo de Filadelfia y estos nuevos avances consideré cerrado el capítulo de la determinación estructural y biosíntesis de esteroles de plantas de distintos grados de evolución, de invertebrados, de algunos microorganismos, así como las transformaciones metabólicas interespecies (insectos-plantas superiores).

Continué algunos meses más trabajando en mi antiguo laboratorio, aunque mi idea era la de integrarme con mi nueva experiencia en algunos de los proyectos de otros departamentos o iniciar algún nuevo proyecto de investigación. ¡Era conveniente un cambio de laboratorio y de línea de investigación para reanudar mi trabajo en Francia y obtener una más alta calificación en mi carrera de investigador en el CNRS (Centre National de la Recherche Scientifique)! Estuve barajando varias posibilidades con investigadores de la casa acerca de nuevas ideas y nuevos proyectos de investigación.

Se conocía desde hacía muchos años el ácido micofenólico, un ácido graso de diecisiete átomos de carbono, aislado de *Penicillium stoloniferum*, y existía un trabajo original, iniciado hacía unos años en uno de los grupos de investigación de Lederer, sobre el aislamiento y estructuras de los ácidos micólicos de las paredes de micobacterias, entre ellas *Mycobacterium tuberculosis*. Los trabajos del grupo de Lederer/Etemadi sobre la estructura de los ácidos micólicos habían dado un gran impulso a este campo. Estos trabajos pioneros de los años 1960 permitieron aislar y establecer la estructura química de los primeros ácidos micólicos de *Mycobacterium tuberculosis*, como ácidos grasos de cadena larga con un grupo hidroxilo en posición 3 y una ramificación de tipo alquilo en posición 2. La determinación estructural se llevó a cabo por espectrometría de masas. No me atrajo suficientemente incorporarme a este grupo, a pesar del interés despertado por el ácido micofenólico en base a sus propiedades iniciales como antifúngico. Años más tarde, su éster mofetilo y su sal sódica se han convertido en inmunosupresores de amplio uso (trasplantes, lupus eritematoso sistémico, psoriasis, etc.).

Me sentí mucho más interesado por la posible creación de un grupo de trabajo sobre el trifosfato de inositol y su papel de señal intracelular como segundo mensajero que regula el calcio intracelular. Quizá fuera muy precoz investigar sobre las señales celulares, pero hoy es uno de los campos más interesantes enfocados al conocimiento del mecanismo de generación de esas respuestas intracelulares (segundas señales) inducidas por la acción de hormonas o neurotransmisores extracelulares sobre receptores específicos de la membrana celular (primera señal). Hoy día está demostrado que el inositol trifosfato juega un papel primordial como segunda señal en la entrada del ion Ca++ en la célula. El inositol es una molécula pequeña de seis átomos de carbono. El proyecto de investigación consistiría en el establecimiento de modelos biológicos *in vitro, in vivo* y *ex vivo* de moléculas de síntesis o aisladas de plantas en las que el inositol pudiere existir como segundo mensajero. Este proyecto no llegó a madurar, a pesar de los prometedores resultados sugeridos por algunos autores en enfermedades como Alzheimer o Huntington.

Una tercera línea de investigación la constituía una nueva y prometedora clase de antibióticos: los antibióticos nucleosídicos. Presentaban un amplio espectro de actividad: antibacteriana, antifúngica, antitripanosoma, antitumoral, antiviral, inmunoestimulante e inmunosupresora. Estos antibióticos, compuestos de una base púrica o pirimidínica y un mono o disacárido, presentaban una primera fase puramente química, como es el aislamiento a partir de un material biológico —planta o microorganismo—, su purificación y la determinación estructural. A veces, la confirmación definitiva de la estructura requeriría la síntesis del nucleósido.

El laboratorio en el que pretendíamos llevar a cabo toda la primera parte de la investigación era el departamento de espectrometría de masas, provisto de dos espectrómetros de masas de impacto electrónico y un equipo de ionización química. Era, juntamente con Berkeley, el departamento de espectrometría de masas de más prestigio en todo el mundo científico. Estaba dirigido por el Dr. Das, con personal, espacio y apoyos suficientes del CNRS para iniciar proyectos de investigación independientes. A la experiencia en química orgánica del Dr. Das y a sus grandes conocimientos en espectrometría de masas se uniría la mía en el campo de la biosíntesis de productos naturales. Estaba prevista la incorporación de alguna otra persona. Mi cambio de laboratorio fue muy bien acogido por parte del comité científico de evaluación y fui promocionado de forma sustancial en mi carrera científica. Me puse a trabajar con todo entusiasmo con la idea de contribuir a la formación de un nuevo grupo de investigación en un proyecto de investigación nuevo y original. Aquel departamento de espectrometría de masas dirigido por el Dr. Das, que había resuelto todo tipo de enigmas y dudas sobre mecanismos de las reacciones orgánicas, estructuras químicas de compuestos aislados de plantas y otras fuentes muy diversas y mecanismos de reacciones enzimáticas, iba a tener ahora la oportunidad de desarrollar su propio proyecto de investigación, independientemente de seguir resolviendo problemas a todos los que vendrían una y otra vez con sus dudas y enigmas.

Me sumergí en el mundo de los nucleósidos y preparé una gran tabla-resumen de todos los nucleósidos de origen natural, con sus estructuras y sus propiedades biológicas. Este sería el punto de partida del gran proyecto de investigación. Al estudiar tanta variedad estructural, saqué la conclusión de que la dificultad principal la constituiría la confirmación de la estructura mediante síntesis química. De hecho, existía cierta experiencia en el laboratorio con el antibiótico nucleosídico hikizimycin (anthelmycin), en una de cuyas etapas de síntesis participé mientras realizaba mis estudios en este nuevo campo de investigación. La identidad de la hikizymicin y la anthelmycin se estableció en la primera década de los 70 del siglo pasado. Procedían ambas de dos cepas distintas de *streptomyces*: A-5 y *longissimus*, respectivamente.

Esta fue una de las líneas de trabajo que quise implantar en el nuevo laboratorio. Gran parte del año la dediqué al estudio y a la organización de seminarios abiertos sobre las dos líneas de trabajo esenciales: antibióticos nucleosídicos de origen natural y determinación de secuencias peptídicas por espectrometría de masas. Esta última línea de trabajo había constituido un hito del laboratorio en la investigación de la estructura de proteínas. El trabajo se iniciaba con la ruptura de la molécula de proteína por medios enzimáticos y/o químicos para obtener fragmentos de hasta diez o doce aminoácidos. Estos péptidos se sometían a una operación química de permetilación y a un estudio por espectrometría de masas. El espectro de masas que se obtenía daba información de la masa molecular y de los fragmentos secuenciales de cada aminoácido permetilado. La permetilación era el artificio para hacer el péptido más volátil para su análisis.

El grupo encabezado por Das era una referencia mundial en este tipo de determinaciones de secuencias peptídicas adquiridas con muestras de péptidos obtenidas de caseínas de distintos orígenes y sometidas a digestión química y enzimática. Se esperaba mucho de las actividades biológicas de esos péptidos y de su papel en nutrición y en medicina. Trabajé en ello y hube de sintetizar pequeños péptidos de dos o tres aminoácidos para estudiar su perfil en espectrometría de masas y comparar con algunos fragmentos obtenidos de caseína nativa.

Decidí dedicar ese año a la organización de seminarios abiertos sobre las bases científicas (química y bioquímica) de las dos líneas de trabajo: nucleósidos y péptidos. Esta actividad llenó mis inquietudes científicas del momento, completadas con el intenso trabajo de laboratorio dedicado a la hikizimycin.

Más recuerdos, científicos y no científicos, de mi vuelta a Europa

Volví de Filadelfia con el corazón lleno de melancolía. El viaje en barco —el Cristophoro Colombo— me dio tiempo para pensar. Fueron cinco días desde Nueva York a Málaga. Atrás dejé un país con una naturaleza de cielos muy limpios, de gente abierta y buena, espontánea, que quería aprender de todo: de su propia historia, de sus logros, de sus miserias. No les veía conscientes de la belleza natural que les rodeaba. En Glenolden, en las afueras de Filadelfia, donde yo vivía, se veía el inmenso cielo azul, la luna y las estrellas, muchas estrellas, y todo esto traía a mi memoria Antequera. Había tomado la decisión de volver a Europa, a la Francia de los convencionalismos sociales, a la Europa de cielos tristes, sin luna y sin estrellas. Me preguntaba en aquel largo viaje si había hecho bien en no aceptar la oferta de prolongación de mi estancia en Drexel. ¿Qué iba a ser de aquellos doctorandos que tanto me escuchaban? ¿Cómo iban a progresar en sus trabajos?

La noche de mi despedida fue muy emotiva y comprendí hasta dónde habían penetrado en mí el país y sus gentes. Se empeñaron en venir a Nueva York cuatro amigos con los que había disfrutado las pequeñas cosas del día a día americano: Keith, gran pescador y amigo de las serpientes; su mujer, Sandy, técnica de mi laboratorio; Barry, doctorando del departamento, y su mujer, Karen. No podré olvidar la noche que pasamos en casa de los padres de Keith, en las afueras de Nueva York. Estábamos sentados en los peldaños de la escalera —no muy ancha— que subía al primer piso y empecé a hablar de forma improvisada, pero con mi corazón. Todo salió de mí en aquel diálogo —más bien monólogo—, desde mi primer día en el inmenso país en el que aquella negrita me hacía repetir gestos que le recordaban a Paul Newman. Aquella noche, sentado en el peldaño más alto, desde el que me dirigía al resto, todos distribuidos escalera abajo, hablé con vehemencia y sentimiento. Llegué a Filadelfia «en posesión de la verdad», con un sentimiento antiamericano muy bien cultivado en Francia, y empecé a estudiar *in situ* lo que eran realmente los Estados Unidos en aquellos momentos de crisis (1971-1972). Empezaba a notar que volvía enamorado de los Estados Unidos. Al entrar en el barco, en el puerto de Nueva York, y después de haber visto dejar escapar unas lágrimas a una mujer dura como Karen, comprendí que mi estancia había calado bien entre la gente que me rodeaba.

Con esa sensación de vacío, melancolía y recuerdos profundos llegué al puerto de Málaga y, desde el barco, a las estribaciones de la sierra de Antequera. Allí, al pie de la montaña, en una casa-cortijo preparada para subsistir, sin las comodidades americanas pero con cielo azul, estrellas y luna, pasé unos días de adaptación a la vieja Europa antes de reincorporarme a mi puesto de investigador en Francia. Antequera, sus montañas, su cielo limpio y una inesperada noche flamenca en Colmenar, en plenos Montes de Málaga, me dieron fuerzas. En esa noche flamenca conocí al «pontífice» del flamenco Antonio Mairena y a las hermanas Fernanda y Bernarda de Utrera, y recordaba la letra de una de sus seguiriyas, que empezaba:

> *A la calle me salí,*
> *y a "to" el mundo que pasaba*
> *le preguntaba por ti.*

Está claro que esta letra se compuso cuando había pocos teléfonos fijos. Ni soñar aún con el descerebrado mundo de los móviles. Había que salir a la calle a preguntar por ella «a to el que pasaba»...

Así llegué a Francia, con un inglés que se había puesto al mismo nivel que mi francés, con una nueva sensibilidad hacia los Estados Unidos y con mi melancolía a cuestas. Organicé mi trabajo de forma metódica y con la idea de incorporar al nuevo grupo ilusiones originales de investigación, que pretendí explicar de forma abierta a investigadores que no eran del grupo. Quedaba poco tiempo libre para mis actividades no científicas, de las que trataba de sacar el máximo partido. Conocí más el parque del castillo en mis largos paseos. Me parecía igual de cuidado y bonito que antes de mi estancia en América, pero menos vigoroso e imprevisible que la naturaleza americana; pescaba en los laguitos del club de pesca que yo había organizado unos años antes, pero echaba de menos mis pequeños ríos de los alrededores de Filadelfia y el encanto y misterio de los grandes lagos cercanos. Todo me parecía bonito en esta Francia de siempre, porque tenía que ser eso, bonito. Pero decadente, muy lejano todo de aquella naturaleza exuberante, insultante, de cualquier estado de la Unión.

La canción francesa también había venido a menos. Seguían existiendo los grandes, pero cada vez se oían más voces como la de Michel Sardou, con su *Maladie d'amour*, canción melódica, agradable de escuchar y pegajosa. Todo iba en declive en esta Francia de los años 1973-1974. La investigación también. El cine francés también se estancó. Seguían dándole fama los mismos autores de la *nouvelle vague*: los Truffaut, Goddard, Chabrol, etc.

Pero Francia era siempre Francia, *la France*, con resortes para sacar partido de su *grandeur* a cualquier precio. La guerra de Vietnam daba sus últimos coletazos con la retirada progresiva de tropas americanas y empezaban las negociaciones de paz entre los Estados Unidos y Vietnam del Norte-Viet Cong. Conocidos como los acuerdos de París, no se negociaron en París. Todas las negociaciones de paz se llevaron a cabo en el valle de Chevreuse, en un lugar muy próximo al instituto de investigación en el que yo trabajaba. ¡Ah, siempre la *grandeur de la France*! Kissinger y Le-Duc-Tho negociaron y firmaron los acuerdos de paz «en París» para mayor gloria de Francia...

Pero esta historia de «paz», seguida con comprensión en Francia —comprensión silenciosa, sin mencionar las desastrosas guerras de Francia en Indochina y en Argelia—, dio paso inmediatamente al *affaire* Watergate, es decir, a un nuevo motivo para criticar el sistema americano. Ese *affaire* de espionaje político desde el poder (Nixon) hacia el partido de la oposición se destapó cuando yo aún vivía en Filadelfia. El destino quiso que muchos años después —hace cuatro o cinco— conociera al miembro de la CIA que perpetró este golpe político. Supe cómo y por qué se preparó y por qué encargaron el trabajo sucio a mi —desde aquel día— amigo. Había desembarcado hacía casi sesenta años en las playas de Florida, huyendo de Fidel Castro, y desde entonces fue miembro de la CIA y con el tiempo se convirtió en uno de los miembros del exclusivo grupo de agentes de este cuerpo asignado a cada presidente de los Estados Unidos.

No, esta vieja Europa no me esperaba con luz. La luz y el cielo limpio se quedaron entre Filadelfia y Antequera. Y empecé a pensar en España, quizá menospreciada por esa Francia y esa Europa que precisaban tener en el sur al «hermano subdesarrollado» política, científica y culturalmente. Y pensé en España. Y pensé aún más cuando fui invitado en varias ocasiones a pronunciar en Madrid alguna conferencia sobre mis logros en investigación y sobre mi opinión acerca de la enseñanza de la Bioquímica. Y fue en una de estas invitaciones cuando alguien me oyó decir que, tras un largo período en centros de investigación de Madrid, Francia y Estados Unidos, me sentía preparado para seguir investigando y enseñando Bioquímica, y que me gustaría enseñar Bioquímica en mi país, en español y a estudiantes que empezaran sus estudios universitarios. ¡Estaba escrito —como dicen mis amigos saharauis— que iría un día no muy lejano a enseñar Bioquímica en la Facultad de Medicina de Alcalá de Henares!

Y de esta forma me fui despegando de Francia y acercándome anímicamente a España. Así empecé a ser consciente de los pequeños socavones de amor y sensibilidad hacia España que se albergaban en mi interior. Sí, se acercaba el momento de volver con la ilusión de compartir lo que había aprendido en esos años: conocimientos científicos, relaciones humanas, amor a la naturaleza, amistad y cercanía con la gente simple, importancia de las pequeñas cosas, amor por lo pequeño y aparentemente intrascendente. Volvería con la ilusión de compartir todo. Dejaría los cielos europeos, nublados y tristes, y volvería buscando mi luna, esa luna con o sin polisón de nardos, y mis estrellas de siempre.

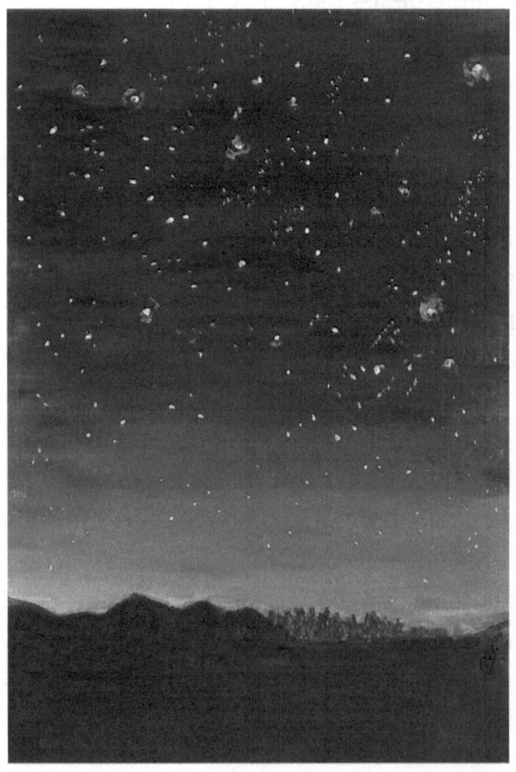

La Universidad Complutense, hoy en Madrid, fue designada, de aquella forma, por haber sido fundada en Alcalá de Henares, la antigua Compluto romana.

La total historia de la Universidad Complutense, sería, en realidad, la de la Cultura Hispánica, desde el Renacimiento hasta nuestros días.

Joaquín de Entrambasaguas, Grandeza y decadencia de la Universidad Complutense, 1972

Capítulo 5

Alcalá de Henares: su universidad, su cielo azul, sus cigüeñas

Y así, de forma imperceptible y no premeditada, me fui «acercando» a España. Creo que este acercamiento era más de corazón que de cerebro: las mitocondrias de mis sentimientos se habían puesto a funcionar y me acercaban cada vez más a esa España que voluntariamente había abandonado años antes. Tenía sobrados motivos racionales para explicar este deseo oculto de volver y mi mente se esmeraba en hacerlo: había adquirido suficiente formación para continuar aplicando el método y el rigor científico y enseñar Bioquímica en mi país; era conveniente volver para que Merche, tras su trabajo en la Sorbona sobre las versiones francesas de *El pícaro Guzmán de Alfarache* y la literatura picaresca española, pudiera incorporarse como catedrática de francés antes de que expirara el plazo de su excedencia; nuestras respectivas familias se estaban llenando de personas mayores que merecían una mayor cercanía de sus hijos y nietos; era un buen momento para que los niños empezaran a hablar y aprender español. Todas estas razones, bien elaboradas, eran suficientes, lógicas y objetivas para explicar mi decisión de volver a España. Las otras razones eran sentimentales e inexplicables: los cielos azules, la oscuridad de las noches sin luna, con millones de estrellas, y la luminosidad de las noches de luna llena solo se veían en España. Y las mitocondrias del músculo cardíaco, en su fase de enseñar a amar, empujando...

Todo esto rondaba mi mente mientras trataba de poner en marcha en Gif algunas de mis propuestas de investigación. Recuerdo mi lucha con la estructura de la hikizimycin al tiempo que estudiaba todo lo que se había publicado sobre antibióticos nucleosídicos y Ocaña, el gran ciclista al que nunca vi sonreír, luchaba por ganar el *Tour de France*. Era el año 1973. Ocaña, arropado por los franceses como un francés más, nunca renunció a su nacionalidad española. Presumía siempre de ser un conquense de Priego. Su cara estaba marcada por la tristeza y yo me preguntaba por qué una figura mundial del ciclismo aparecía siempre como alguien ausente y triste. Aquel año 1973, Ocaña fue el ganador indiscutible del *Tour de France*. Y ganó con su tristeza, que no le abandonaba. Años más tarde puso fin a su vida.

Todo era melancolía en aquel laboratorio francés en el que pasaba mis horas luchando con la estructura química de la hikizimycin y estudiando y preparando mis seminarios. Y así transcurría el año 1973. Vivía solo en el gran castillo de Gif, residencia para investigadores extranjeros, y realizaba mi trabajo en solitario: hikizimycin, otros antibióticos nucleosídicos y péptidos de caseína. Tenía ya decidido solicitar una excedencia de dos años en el CNRS, desplazarme a España y probar suerte en algunas de las ofertas de trabajo que había recibido en los últimos años. La más sorprendente para mí, que había dedicado mi vida a la investigación académica, fue la de un laboratorio farmacéutico nacional, de nombre LIADE, que buscaba a alguien de mi perfil científico para su nuevo centro de investigación, en aquel momento en construcción en Alcalá de Henares. Mientras tanto tendría que iniciar mi trabajo en un laboratorio de investigación en Madrid, en el que encontré espacio, buena dotación instrumental, buen ambiente y apoyo por parte de la dirección. Mi amigo Armando, compañero de mis tiempos de tesis doctoral en el CSIC y brillante investigador, había decidido unos años antes volver de Inglaterra y aceptar un puesto de trabajo en el centro de investigación de laboratorios Almirall, en Barcelona. Me confirmó Armando que eran buenos tiempos para la industria farmacéutica. Los grandes laboratorios estaban decididos a invertir en investigación.

Comprendí en seguida que se trataría de una investigación muy dirigida hacia alguna indicación clínica con el fin de aportar algo nuevo que presentara ventajas de tolerabilidad, eficacia, precio, etc. Es decir, una investigación cuyo objetivo no era la excelencia académica en sí, sino cubrir ciertos aspectos prácticos del día a día clínico. Me atraía la idea de desarrollar un tipo de proyecto más orientado hacia la clínica y, en consecuencia, muy en contacto con los clínicos de hospital. Recordaba que, en los años anteriores, mis contactos con hospitales habían sido mínimos. En Filadelfia, por ejemplo, me pidieron de uno de los hospitales de la zona estudiar algunos cálculos del tamaño de un dado de juego extraídos de vesícula biliar; eran macro-cristales de colesterol al cien por cien. En Gif estos contactos hospitalarios fueron más frecuentes. El hospital Goustave Roussy de Villejuif se encontraba cerca de mi laboratorio de Gif. En dicho hospital, de la mano de Georges Mathé, se fundó la oncología moderna y en Gif, de la mano de Pierre Potier, se estudiaron los alcaloides de *Vinca rosea* y se aislaron y purificaron la vincristina y la navelbina y —años más tarde— el docetaxel, taxano obtenido de la hoja de *Taxus baccata*. Proyectos estos que requirieron un intercambio de ideas permanente entre el mundo científico y el de las aplicaciones clínicas en hospital.

Tras las entrevistas de rigor en LIADE, decidí suspender mis actividades de investigación en Francia por un período de dos años en régimen de excedencia y comenzar mi trabajo en el mundo farmacéutico español. Los proyectos de LIADE me parecieron atractivos, con objetivos bien definidos, en un gran centro de investigación aún no inaugurado en la cercanía de la ciudad de Alcalá de Henares, otrora sede de la importante Universidad Cisneriana.

En LIADE aprendí a comprender la importancia de la inmediatez de los resultados de laboratorio y su evaluación por parte de los investigadores básicos y clínicos. La excelencia académica de años anteriores daba paso a la brillantez práctica. De esta forma, me vi inmerso desde el primer día en proyectos de aplicación inmediata, de utilidad práctica para los enfermos y de rentabilidad para el laboratorio inversor.

La proximidad con la vertiente clínica de mi trabajo experimental la capté desde el primer día. LIADE había desarrollado una molécula original con actividad antihipertensiva y antiarrítmica, según todos los estudios de farmacología *in vitro* e *in vivo*. El interés clínico de un producto de estas propiedades era evidente y el laboratorio se aprestaba a seguir adelante con los estudios que los clínicos habían sugerido: estudios farmacocinéticos (absorción, distribución y eliminación) del producto, administrado a perros *beagles*. Faltaba únicamente el producto radiactivo, marcado con C-14. El laboratorio, con buen criterio, confiaba en que la Junta de Energía Nuclear, en alguno de sus laboratorios, hiciera la síntesis del producto marcado, pero los plazos no se cumplían. Recién llegado de Francia me puse a hacer la síntesis del producto marcado; recuerdo que se efectuaba en varias etapas partiendo de glicerol. Inicié, pues, el proceso de síntesis a partir de glicerol doblemente marcado con una elevada radiactividad específica, con el fin de llegar al producto final con una radiactividad lo suficientemente alta, que permitiera su seguimiento en los estudios farmacocinéticos. Logré en un tiempo récord obtener el producto deseado con la pureza y radiactividad específica esperadas. Para ello, me encerré una vez más en la soledad del laboratorio; no quería interferencias y, sobre todo, no quería contaminar a nadie con tan elevada radiactividad en caso de un imprevisto (rotura de un matraz, fuga de alguna solución líquida, etc.). En este primer proyecto comprendí que el trabajo serio en el mundo farmacéutico requería brillantez experimental y plazos de ejecución definidos. Estábamos a mediados de 1974.

Aquel primer proyecto no siguió adelante. El perfil farmacocinético no resultó ser el adecuado y el trabajo no tuvo su continuidad en las fases posteriores: toxicidad aguda y crónica y teratogenia.

Las obras del nuevo centro de investigación de la —desconocida para mí— Alcalá de Henares seguían su curso. Era un edificio de dos plantas, independiente de los laboratorios de control, desarrollo galénico y producción. Un lujo para investigar con amplitud y todo tipo de instrumentación en sus laboratorios de Farmacología —planta baja— y Química —planta primera—, con salas independientes para RMN y trabajo con radioisótopos. La biblioteca, con un importante número de libros científicos y revistas científicas a las que estábamos suscritos, ocupaba un lugar independiente, también en la planta baja. Constituía algo de lo que estar orgulloso. Lo bautizamos como «fondo documental LIADE». He dejado para el final la instalación más costosa de todo el centro de investigación: el estabulario, amplísimo y con laboratorios independientes para cría y/o tratamiento de ratas, ratones, conejos, cobayas, *beagles* y... ¡codornices! Fui en varias ocasiones a visitarlo; desde allí vislumbraba en la lejanía Alcalá de Henares, que tanto iba a significar en mi vida a partir de finales de 1975.

¿Cuáles eran mis responsabilidades científicas previas a mi incorporación en el nuevo centro de investigación? Comprendí muy pronto que la investigación en la industria farmacéutica requería altura científica en los proyectos a medio y largo plazo y rapidez y calidad en la respuesta a la hora de solucionar los problemas técnico-prácticos que podrían presentarse día a día. Participé en proyectos propios de investigación y en la evaluación de productos de investigación de otros laboratorios internacionales. Como ejemplos voy a citar los que supusieron un enriquecimiento técnico-científico para mí, una aportación de beneficios y un prestigio para el laboratorio.

El primer proyecto que supuso un desarrollo de laboratorio y el diseño de una planta industrial para llevar los resultados obtenidos «en pequeñito» a producción industrial de varios cientos de kilos diarios fue el acetilsalicilato de lisina, sal soluble del ácido acetilsalicílico. Aquella planta de síntesis industrial, diseñada bajo mi control y supervisión, permitió la obtención de varias toneladas de esta sal soluble de aspirina. La participación del departamento de desarrollo galénico trajo consigo una mejora de la estabilidad del producto final. Comenzaron en esta etapa mis contactos con la «nueva» Universidad de Alcalá de Henares, a la que dedicaré el espacio que merece esta etapa universitaria española. A propósito de la fabricación de la sal de lisina del ácido acetilsalicílico, quiero mencionar una de las particularidades que definen bien lo que denomino brillantez práctica del trabajo en la industria farmacéutica: la importancia en el suministro de materias primas de calidad. Un buen día dejó de estar disponible en el mercado el aminoácido lisina, materia prima clave para la síntesis de nuestra aspirina soluble. ¿Por qué? Porque la cosecha de soja, de la cual se obtenía lisina, había sido deplorable. Este problema me superaba; en mi laboratorio de investigación tenía unos gramos de lisina para seguir investigando, pero el laboratorio necesitaba disponer de lisina en cantidad industrial para la fabricación industrial de la sal soluble de aspirina. Las gestiones de otros departamentos dieron su fruto y fue posible disponer de la cantidad de lisina suficiente para las necesidades de producción. El problema no se resolvió de manera inmediata: hubo que programar un trabajo de síntesis a escala de laboratorio y piloto para dar el visto bueno a la nueva lisina. El acetil-salicilato de lisina —la famosa aspirina soluble—, un gran éxito en el tratamiento del dolor, debió ceder su plaza en el mercado farmacéutico al potente ibuprofeno, desde el momento en que la compañía Boots, propietaria del ibuprofeno y, más tarde, del flurbiprofeno, adquirió la totalidad de acciones de LIADE en 1978. Quedó muy claro que existía un conflicto de intereses entre la aspirina soluble y el ibuprofeno.

Un segundo proyecto, que supuso un esfuerzo de investigación, seguido de una extrapolación de resultados a escala industrial, fue el proyecto *Prunus africana* o *Pygeum africanum*. Brevemente, la corteza de este árbol era utilizada en algunos países africanos para combatir la hipertrofia prostática benigna o adenoma de próstata. Recurrí a mis contactos de antiguo investigador del CNRS francés y descubrí la existencia de dos fuentes de corteza de *Prunus africana*: Camerún, en el continente africano, y Madagascar. Se atribuía a la fracción lípido-esterólica la eficacia clínica del producto, y me puse a aislar la fracción lípido-esterólica de la corteza de *Prunus africana* y a estudiar su composición en esteroles. Mis métodos de análisis fino permitieron identificar los dos isómeros Δ-5 y Δ-7 del β-sitosterol. Antes de mis trabajos no se habían descrito estos dos isómeros de β-sitosterol en *Prunus africana*. El método de extracción limpia en laboratorio fue extrapolado a gran escala. Recuerdo que la cantidad de corteza tratada por año era de unas cincuenta toneladas. Nunca pude pensar que mis trabajos a escala de laboratorio, mimando esas pequeñísimas cantidades a las que tanto apego tenía, iban a ser la base de ese trabajo a escala industrial. ¡Tampoco lo había pensado en el caso de la sal soluble de aspirina!

No fui afortunado, sin embargo, en los estudios de laboratorio sobre la actividad biológica llevados a cabo con ratas macho tratadas y no tratadas con el extracto de la corteza de *Prunus africana*. No supe encontrar el parámetro de laboratorio que hubiera podido mostrarme alguna diferencia entre los grupos de animales. Lo único que saqué en claro fue que la extirpación de la próstata de una rata es complicada y que las hemorragias imparables debidas a una defectuosa manipulación son frecuentes.

Tampoco tuve suerte a la hora de demostrar alguna actividad del extracto en próstatas con hipertrofia benigna procedentes de pacientes sometidos a cirugía prostática. Me pasé muchos días a la puerta de más de un quirófano esperando alguna muestra de esos adenomas que acababan de ser operados.

A pesar de esta falta de evidencia clínica, el extracto de la corteza de *Prunus africana* siguió utilizándose en otros países hasta que la especie vegetal fue considerada por el CBD (*Convention of Biological Diversity*) como especie en peligro de extinción. Al tiempo se desarrolló un nuevo extracto lípido-esterólico para el tratamiento de la hipertrofia benigna de próstata: el extracto de *Serenoa repens*.

El «caso» *Prunus africana* merece la pena ser tratado aquí con cierta extensión. Lo conocí y viví desde sus inicios y, años más tarde, se hizo público en la reunión del CBD celebrada en Granada (España) los primeros días de febrero de 2006. Al final de los años 70 del pasado siglo, Camerún parecía ser el país que tenía en exclusiva el *Prunus africana*. Siempre había peros y, a menudo, problemas que resultaron no tener solución. El primer problema era la dificultad de la recolección de la corteza del árbol. El *Pygeum* (o *Prunus africana*) es un árbol imponente que crece en grandes elevaciones en Camerún, país francófono del continente africano, que presumía de ser el detentor del árbol. Se quejaban los recolectores de que ese árbol crecía en las alturas junto con los demonios; siempre pensé que tales demonios eran los gorilas. Después, los suministradores de corteza dijeron claramente que el árbol había sido nacionalizado. En aquellos años finales de los 70, Camerún había sido engullido por el sistema comunista soviético. Decidí olvidar Camerún y buscar *Prunus africana* de otros orígenes. Y fue en Madagascar donde recalé de la mano de M. Broin, explorador e investigador botánico que había logrado captar la confianza de esos países y que me desaconsejó continuar mis esfuerzos tras el árbol de Camerún. M. Broin, extraordinaria persona, había fundado una compañía de plantas medicinales de nombre Sedaherb. Sus conocimientos botánicos, su penetración en todos los países del continente africano y su pasión y honradez hicieron de él la referencia en este mundo de plantas medicinales y la persona de confianza con quien contar para cualquier proyecto de investigación relacionado con plantas. No hubo desde aquel momento problemas de suministro de *Pygeum*, si bien es verdad que tanto el rendimiento de la extracción como el porcentaje de fracción esterólica eran inferiores a los del árbol de Camerún. Años más tarde recurrí de nuevo a M. Broin a propósito de otras dos plantas: *Polypodium leucotomos* y *Phlebodium decumanum*, de Honduras. ¡Pero esta es otra historia bien diferente!

Desde sus comienzos, LIADE había llevado a cabo una política moderna, adelantada a su tiempo, de búsqueda de alianzas con laboratorios internacionales que tuvieran una actividad importante en el desarrollo de nuevos productos de investigación en áreas prioritarias. Una de estas áreas la constituían los nuevos antibióticos provenientes de Japón. Eran este país y alguna de sus compañías farmacéuticas los objetivos permanentes de acercamiento por parte de la dirección de LIADE. Las gestiones, impecablemente llevadas a cabo por el Sr. Javier Marín, con apoyo de la sabiduría y templanza del Dr. Macías, fueron dando sus frutos. Recuerdo que uno de ellos fue el norfloxacino. Quizá fue esta la primera vez en la que participé activamente en el estudio y evaluación de un dosier científico completo de un producto farmacéutico. Es algo complejo, que contiene toda la información farmacológica, toxicológica y clínica. El norfloxacino abría uno de los campos más innovadores en el mundo de los fármacos antibacterianos: el de los inhibidores de la ADN-girasa, enzima que facilita el enrollamiento y desenrollamiento de la molécula de ADN, clave en el proceso de división de la célula bacteriana. Aquella primera «floxacina», desarrollada por los laboratorios KYORIN de Japón, supuso un gran avance en la lucha contra las infecciones bacterianas urinarias y respiratorias. Esta primera experiencia de evaluación me ayudó a comprender aún mejor la complejidad de cualquier proyecto de investigación en el mundo farmacéutico. Llegaron después nuevos «floxacinos» (cipro-, levo-, lome-, moxi-) y, de esta forma, las fluoroquinolonas se convirtieron en uno de los campos de más intensa investigación en infecciones urinarias y respiratorias.

Pasaron los años, mi experiencia en la evaluación de nuevos fármacos en distintas fases de investigación y en el establecimiento de acuerdos plurinacionales de I+D se enriqueció, pero no puedo olvidar que todo empezó con aquella fluoroquinolona —norfloxacino— en cuya evaluación científica participé.

La llegada de laboratorios Boots, de Nottingham, primero controlando un 50 por ciento de LIADE y posteriormente el cien por cien, supuso un cambio importante en la actividad del laboratorio y en la del centro de investigación que dirigía yo. Llegó con fuerza el ibuprofeno, una parte de cuya producción pasó a realizarse en España, y reestructuramos el centro de investigación con el fin de adaptar sus actividades a alguna de las líneas de investigación prioritarias en Boots, especialmente en sistema nervioso central: antidepresivos y anticonvulsivos. Conservamos, además, una línea de trabajo propia: desarrollo químico y farmacológico de nuevos agentes antihiperlipemiantes, investigando la acción de nuevas estructuras químicas sobre los niveles de colesterol. Por mi parte, pasé a ser miembro del comité internacional de investigación, que se reunía al menos dos veces al año en la central de Nottingham. Las fases iniciales del estudio de nuevos antidepresivos obligaban a criar un elevado número de ratones Swiss y el programa de antihiperlipemiantes nos enseñó a trabajar con codornices, animales que tenían un perfil lipídico cercano al del hombre. Los estabularios centrales del centro de investigación pudieron dar respuesta a todas las necesidades de animales de experimentación.

Y así tanto el laboratorio como el moderno centro de investigación respondieron a las expectativas de Boots. Los contactos que LIADE tenía con laboratorios japoneses dieron sus frutos con productos pertenecientes al grupo de antibacterianos macrólidos (josamicina) y fluoroquinolonas (norfloxacino) y al de los protectores gástricos del momento (Glumal), y con un reconocimiento por parte de Boots del buen hacer de LIADE en su política de nuevos productos y licencias de otras compañías, tanto en su vertiente de gestión como en el apoyo científico a tal gestión.

Así pasaron algunos años de esta, mi primera experiencia en la industria farmacéutica. Atendía gustoso al desarrollo interno del centro de investigación, trabajando en estrecha conexión con los investigadores de Boots, entre los que deseo destacar a los doctores Paul Bresloff, farmacólogo; John Housley, químico orgánico, y Roger Bucket, especialista en sistema nervioso central. Menos tiempo conviví en la etapa de transición con John Hunneyball, farmacólogo. Con ellos entablé una buena amistad. Mr. Simpson, gran especialista en patentes de Boots, con el que compartía la responsabilidad acerca de la patentabilidad de los trabajos que realizábamos, era el prototipo de *gentleman* inglés. Sí, debo a LIADE el haberme convertido en un profundo conocedor —hoy diríamos experto— del mundo de las patentes. Siempre que participaba en la evaluación científica de productos en fases de desarrollo por parte de otras compañías, no dejaba de prestar suma atención a la patentabilidad del producto. Mi integración en el comité de investigación de Boots y mi participación en aquellas jornadas científicas semestrales me llenaron de orgullo como español: tenía voz y voto y mis opiniones eran respetadas como las opiniones de LIADE, la compañía del grupo Boots que quizá tenía más que decir y menos que aprender.

Algo más de ciencia y algunas anécdotas alrededor del ibuprofeno

El ibuprofeno debe ser considerado como un auténtico hito en la farmacología del dolor y la inflamación. No ocurrió lo mismo con el flurbiprofeno, en el que tantas esperanzas se habían puesto. Yo advertí sobre sus efectos secundarios gástricos cuando contemplé su estructura, con aquel átomo de flúor en su molécula. Aquellos comprimidos de cien miligramos del potentísimo AINE eran muy mal tolerados y fueron retirados del mercado farmacéutico. Hoy existen en forma de comprimidos para chupar de marca Strefen, una variante de Strepsils, conteniendo 8,75 miligramos de flurbiprofeno.

Con los trabajos que llevaron al descubrimiento del ibuprofeno a finales de los años 50 y a su desarrollo químico y farmacéutico posterior se abrió el gran campo de los AINES (antiinflamatorios no esteroideos, NSAIDs en inglés). Era el año 1964 cuando el producto fue patentado por la compañía inglesa Boots gracias a los trabajos de un grupo numeroso de investigadores, dirigido por los doctores Nicholson y Adams, este último, farmacólogo, considerado como el padre de la molécula.

En el año 1966 estaba yo dedicado a los trabajos de investigación correspondientes a mi segunda etapa académica, esta vez en París. En ella me interesé por un grupo de moléculas que, años más tarde, iban a permitir comprender las causas de la eficacia del ibuprofeno: las prostaglandinas (PG) y entre ellas la PGE1. Ibuprofeno y otros AINES inhibían la acción de la ciclooxigenasa (COX), enzima considerada responsable de la biosíntesis de la PGE1, y con ello del dolor e inflamación. No se conocía entonces la existencia de dos isoenzimas COX: COX1 en tejido normal y COX2 en tejido inflamado. Pudo demostrarse que el ibuprofeno, como los AINES que vinieron después, eran inhibidores no específicos de la COX, es decir, inhibían ambas isoenzimas, COX1 y COX2.[2]

Cuando yo entré más en contacto con el mundo del ibuprofeno ya estaba a punto de expirar su patente. ¡No me podía creer que un fármaco tan extraordinario iba a pasar de largo de esa forma! A pesar de encontrarnos ya en la proximidad del año 1984, se decidió hacer más investigación clínica con nuevas formulaciones y se inició una etapa —ya con el producto fuera de patente— para explicar, por medio del Dr. Adams, en ciclos de conferencias, las bondades científicas del producto. Para mi sorpresa, el Dr. Adams, rodeado de todo un séquito de asesores, especialistas en traducción simultánea, etc., puso como condición que le acompañara con mi apoyo científico. Yo desempeñaba el cargo de director de investigación de la filial de Boots en Alcalá de Henares. Participé hablando del ibuprofeno con el entusiasmo y la pasión que el fármaco merecía, no sin el recelo del propio Dr. Adams y, a veces, de otros científicos, todos menos apasionados que yo.

Y ahora, la anécdota final: los responsables de toda esta gira científica lograron que el Dr. Adams fuera recibido por el rey D. Juan Carlos, pero... no habían sido capaces de encontrar un presente adecuado para el monarca. Fui consultado y, en un momento de inspiración, dibujé en un folio la fórmula del ibuprofeno, diciéndoles: «Encuentren un artesano que haga esto mismo en plata, oro y cobre resaltando los enlaces simples y dobles, así

---

2 *No es este el lugar para extenderse sobre COX1 y COX2 y los efectos secundarios de los AINES, gástricos y no gástricos, temas cuyo estudio ha llenado más de un capítulo de mi vida científica.*

como los átomos de carbono (C), oxígeno (O) e hidrógeno (H)». Así se hizo y todo quedó bien.

D. Juan Carlos apreció el obsequio por su originalidad.

Pero la historia no acaba ahí. Días más tarde apareció un señor en mi casa de Madrid para reconocer que le había sacado de aquel atolladero con mi dibujo de ibuprofeno artesanal y que, dado el éxito que había tenido con el rey, en prueba de agradecimiento me obsequiaba con una copia exacta de la fórmula del ibuprofeno que había esculpido para su majestad.

Mis ratos de ocio en Nottingham y sus alrededores

Pronto me acostumbré a Nottingham, una pequeña ciudad inglesa que conocí a pie en mis ratos libres. Me gustaba recorrer sus calles, visitar sus tiendas (¡sí, sus tiendas, tiendas como las de antes!), pasearme por los alrededores de su famoso castillo y recordar a Robin Hood. A medida que iba teniendo amistad con Paul, John y Roger, todos miembros del comité científico de Boots, programábamos mis idas y estancias en Nottingham dejando algún tiempo libre para relaciones culturales y humanas.

Descubrí un día un bar, auténtico antro, en el que un grupo de músicos del lugar tocaba *jazz*. Pero no cualquier *jazz*; se trataba de un *jazz* sublime. Era un miércoles y en mi deambular vinieron a mi oído los sonidos inconfundibles de un gran *jazz*, tocado con el corazón; provenían de aquel mugriento bar, en el que entré atravesando una nube de humo de tabaco: todo el mundo fumaba. El humo se podía cortar. Pedí *a pint of beer* —todo el mundo tenía una en la mano— y me puse a vivir aquel *jazz* tocado con el corazón. Volví a mi hotel algo «tarumba» de la mezcla de incansable *jazz*, humo y la cerveza consumida. Supe que ese *jazz* sublime solo era tocado y vivido los miércoles, y con la complicidad de mis amigos logramos celebrar más de una reunión científica en jueves y viernes. Yo llegaba el miércoles con tiempo para mi sesión de ese *jazz* «de otro mundo».

Pasé algún fin de semana en casa de Paul Bresloff, con el que recorrí muchos rincones del bosque de Sherwood. Paul vivía cerca y, muy temprano, salíamos a andar y hacer *jogging* en pleno bosque. Hablábamos de ciencia y (¡cómo no!) de Robin Hood. Las tardes, más tranquilas, las dedicaba a escuchar música, en especial baladas inglesas que grababa en antiguas cintas guardadas en mi despacho. Paul tenía una colección de buena música que yo escuchaba al tiempo que grababa.

Con Roger pasé también algún buen fin de semana. A pesar de ser un inglés «de arriba abajo», era un amante de la buena cocina y distinguía muy bien lo que estaba bueno y bien cocinado de «lo inglés». Su mujer, danesa, era una buena cocinera y tenía a gala ofrecer a sus invitados un cordero al horno preparado por ella, sabroso, gustoso, muy diferente de lo que hacían los ingleses. Roger tenía fama de persona altiva y distante. Algo de ello tenía cuando se quejaba de que muy poca gente le rendía honores por su título de *Dr ès Sc.* Me lo comentaba quizá sabiendo que yo también era *Dr ès Sc.*

El trato con Mr. Simpson era más protocolario. Este *gentleman*, muy exquisito y culto en sus maneras, me invitó en alguna ocasión a tomar el té en su casa. Solía quejarse mucho de la degradación de las costumbres inglesas; se perdían a pasos agigantados las formas y la educación inglesas y me ponía como mal ejemplo el espectáculo de jóvenes borrachos cada viernes noche en el centro de Nottingham.

Mis ratos con John Housley en nuestras cenas en el restaurante *The Saracens Head,* en Southwell, a unas quince millas de Nottingham; o en el hotel Izaak Walton, a 32 millas, merecen un comentario especial. El primero conservaba su sabor por haber sido punto de encuentro de las caravanas que iban a los santos lugares en la Edad Media; el segundo, elegido en mi honor por estar situado en pleno Dove Valley, lugar escogido por Izaak Walton para escribir y describir la pesca en su libro *The perfect angler (El perfecto pescador de caña).* En esos lugares John y yo dábamos rienda suelta a nuestra ironía y crítica a todo lo que nos parecía criticable. Allí descubrí la palabra *serendipity,* que tanto me ha acompañado en mi vida, y allí usamos mi expresión *molecular poetry* para criticar la falsa ciencia, de la que muchos presumen. Yo tuve que buscar en el diccionario la palabra *serendipity*[3] cuando John me dijo un día que yo era *serendipitous* y John disfrutó mucho con mi expresión *molecular poetry.*

Con John Hunneyball tuve menos trato, pero nuestras relaciones fueron excelentes. Recuerdo un día en el que le animé a buscar setas conmigo. Una vez vio la cantidad de *Marasmus oreades* que yo había cogido en las praderas inclinadas del césped del castillo y parque de Wollaton.

En definitiva, debo a mis amigos el conocer mejor a los ingleses, más allá de los contactos oficiales. Logré instalarme siempre en hotelitos pequeños, en los que se vivía el ambiente inglés; re-

---

3   Serendipity *es un término empleado para designar los hallazgos que se hacen sin habérselo propuesto. Muchos descubrimientos científicos han sido fruto de la* serendipity. *El vocablo español admitido por la RAE es* serendipia.

husé los grandes hoteles impersonales, tan impersonales como un gran aeropuerto internacional. Estas comparaciones mías le hacían mucha gracia a John Housley.

Y dejo para el final un amargo comentario que me hizo un día Mr. Simpson coincidiendo con la salida de los buques de guerra del puerto de Southampton hacia las Malvinas. Era el año 1982. Dije de broma a Mr. Simpson, mientras tomábamos un té en su casa: «Esta salida de la expedición de guerra desde Southampton tiene aire de película americana; es una especie de desfile militar. Si pensamos que tardarán en llegar a las islas Falkland dos semanas, todo va a quedar en eso, en un vistoso desfile militar en el mar». La respuesta de Mr. Simpson fue sombría: «Antonio, usted no conoce a los ingleses; somos crueles y, si alguien se atreve a pisar el pie del león dormido, el león se despierta y acomete con furia; así será en las Malvinas, esto no es cine».

Y así fue. El león inglés llegó a las Falklands y atacó con crueldad y sin piedad. Lo comprobé el día que pescaba en el alto Tajo, en las cercanías de Zahorejas, al escuchar un pequeño aparato de radio que daba como gran noticia del día el ataque de la flota inglesa.

De Nottingham a Alcalá de Henares: mi vida académica

En mis años en el extranjero nunca llegué a perder el contacto con la universidad española. Ayudé en lo que pude a borrar la distorsionada imagen que los paternalistas franceses tenían de nosotros y no dudaba en ponerme de ejemplo. No sería tan mala la universidad española, privada de libertad, cuando gente como yo, nada adicta al régimen franquista, era merecedora de seguir una carrera investigadora como la mía. Durante toda mi vida amé enseñar y, poco a poco, cuanto más ensanchaba mis conocimientos, lo amé más. Siempre que tenía la oportunidad, enseñaba. Y enseñaba amando lo que hacía. Y estaba convencido de que enseñaba bien. Y mejor cuantos más conocimientos tenía. En más de una ocasión, desde el extranjero, apoyé las gestiones del profesor Municio, antiguo director de mi primera tesis doctoral española, para organizar conferencias magistrales en su departamento de Bioquímica de la Complutense, impartidas por investigadores de renombre internacional. Fue a propósito de una conferencia que impartí sobre la aplicación de la espectrometría de masas en Bioquímica, poniendo como ejemplo la secuenciación de péptidos de caseína, cuando en una conversación con profesores de Bioquímica asistentes a mi conferencia, al ser preguntado por si no me apetecía enseñar, dije aquello de: «Claro que me gusta enseñar. Pero quiero enseñar a los estudiantes que empiezan». Y saqué a colación lo que decía Melvin Calvin, premio Nobel de Bioquímica: «Los mejores profesores deberían enseñar siempre Bioquímica a los que empiezan sus estudios universitarios». Esta aseveración mía fue escuchada por el profesor Antonio Ribera un par de años antes de que comenzara a andar «dando traspiés» el Campus de Alcalá de Henares de la Universidad Complutense, que con este nombre empezó a llamarse la actual Universidad de Alcalá de Henares.

Fue, en efecto, el profesor Ribera quien me recordó, ya en 1975, mis palabras y me brindó la oportunidad de enseñar Bioquímica a los estudiantes que iban a empezar sus estudios de Medicina en el Campus de Alcalá. Acepté y me sentí feliz. Por fin iba a poder compartir mis conocimientos de Bioquímica en español, en una universidad española y con estudiantes universitarios de primer año. Había llegado el momento de cumplir con una de mis ilusiones de siempre: enseñar, es decir, compartir mis conocimientos con arte. Y, además, en España.

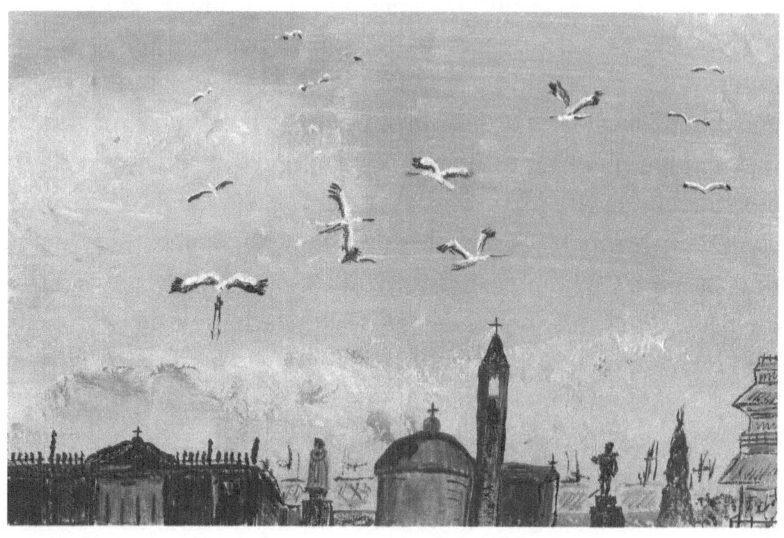

Y a ello me puse. Con emoción. Con sueños. Con ilusión. Llegó el momento de empezar a compartir mis conocimientos con aquellos estudiantes de primero de Medicina. Solo pensaba en enseñar bien y en colaborar a mejorar el nivel de nuestra universidad. Me imponía mucho respeto el hecho de empezar a enseñar en Alcalá de Henares, cuna de la gran Universidad Cisneriana, descrita por Joaquín de Entrambasaguas en un excelente libro, de título *Grandeza y decadencia de la Universidad de Alcalá de Henares*. Solo me interesaba lo de «grandeza». Y yo me consideraba preparado para contribuir al restablecimiento de aquella perdida grandeza. Estaba obsesionado en cómo hacerlo bien, original, avanzado y moderno con el fin de que aquellos estudiantes fueran un ejemplo para futuras promociones. Yo no quería nada más que enseñar, en el sentido de compartir. ¡Todo en la vida es compartir! No tenía apetencia personal alguna. Había dejado atrás mi carrera en el CNRS francés y las posibilidades que me brindaron en universidades americanas. Y me gustaba recordar a Einstein cuando quería convencer a las autoridades de la Universidad de Princeton de que él quería dar sus clases gratis y ser pagado por otras actividades fuera de la universidad. Y se fijó en el trabajo del farero que se ocupaba del faro que había en aquellas costas de Nueva Jersey, no lejos de la universidad: envidiaba el trabajo del farero y quería ser farero y pagado como farero.

Yo no era Einstein ni tampoco había un faro en las cercanías de aquel improvisado campo, más que campus, embrión de lo que un día llegaría a ser la nueva Universidad de Alcalá de Henares. Pero mi trabajo en LIADE-Boots estaba bien remunerado y podía dedicarme a compartir mis conocimientos en la universidad todos los días desde las 16.00. Los fines de semana y las vacaciones, sin límite de tiempo. Lo de la gratuidad era de una extrema complicación administrativa. Yo no quería ser nadie ni desempeñar cargo alguno ni cobrar nada. Quería solo estar cerca de mis alumnos y enseñar. Esa era mi felicidad: enseñar. Y comprendí pronto que aquellos alumnos necesitaban tiempo para asimilar la Bioquímica de conceptos que yo enseñaba. Más tiempo que el que le asignaban aquellos horarios escuálidos en cursos académicos igualmente adelgazados en su duración y contenido. Sí, era preciso más tiempo para aprender todo aquello y pasar unos exámenes que se salían de lo normal. Por estas razones decidí dar clases suplementarias los sábados y en agosto, de forma absolutamente voluntaria. Y seguí siendo feliz en aquel extraño campo, embrión de campus...

Viví momentos de agitación coincidiendo con la agonía y muerte de Franco. Mi labor universitaria comenzó días antes de su fallecimiento, ocurrido el 20 de noviembre de aquel año 1975. Una España diferente iba a empezar a andar. Lógicamente, no hubo clase y aproveché para desaparecer e ir a pensar a la orilla del agua, en la hermosura del embalse de Entrepeñas. Siempre me acercaba al agua en momentos importantes de mi vida. Y al lado del agua he vivido momentos de tristeza, alegría, zozobra, perplejidades, ilusiones, reflexiones, amarguras e ingratitudes. Esta vez me acercaba al agua a reflexionar y aquel 20 de noviembre fue para mí un día de profunda reflexión. Estaba convencido de que los que fuimos a formarnos a otros países sin haber participado en movimientos políticos, sin apetencias personales y con el único deseo de aportar nuestra experiencia y nuestros esfuerzos para mejorar el país tendríamos nuestra oportunidad de decir algo, de hacer algo. Alguien nos llamaría para conocer nuestra opinión. Seguro que nos llamarán, comentaba yo con Antonio. Sí, sí... Los sueños de la transición pasaron a ser pesadillas y acabaron convirtiéndose muy pronto en un doloroso y triste despertar. «Solo nos queda, Antonio, hacer todo bien, como siempre hemos hecho», solía decir yo a mi amigo. Y así vivimos aquellos años, en los que muchos mediocres eran consagrados en su mediocridad por tener un color político. Y a los que queríamos hacer bien las cosas sin adscripción política o religiosa alguna solo nos quedaba ser felices haciendo lo que creíamos correcto.

Fueron unos años convulsos. Me pareció, a veces, estar viviendo un «sarampión de libertad total» parecido al mayo del 68 vivido unos años antes en Francia. Asistí a asambleas de Medicina en las que algunos agitadores profesionales buscaban la huelga general a cualquier precio, según me confesó alguno de ellos. «Ya lo he logrado —decía—. Acabamos de votar y habrá huelga; ya he acabado mi función aquí». Cierto es que aquel llamado Campus de Alcalá de Henares de la Universidad Complutense empezó mal, con estudiantes descontentos por haber sido desplazados desde Madrid a aquel campo. Recuerdo la presión ejercida por los estudiantes no admitidos en la Facultad de Medicina de la Universidad Complutense y encadenados en las columnas de la facultad madrileña. Los verdaderos estudiantes querían cursar sus estudios de Medicina en la facultad que les correspondía: Madrid, Complutense. Y se les había dado como solución el «destierro» al campo —no campus— de Alcalá de Henares. Los agitadores, que los había, encontraron un caldo de cultivo ideal para sus actividades.

De esta forma, entre perplejidades, fui realizando mi labor universitaria en soledad, pero con apoyo institucional: no tuve problema alguno en disponer de profesores que, junto conmigo, se hicieran cargo de los cuatro grupos de estudiantes que nos vimos obligados a formar, y recibí todo tipo de apoyo para montar un laboratorio de prácticas de Bioquímica en las que todos los alumnos recibieron las enseñanzas prácticas de la asignatura desde el primer día lectivo de enero de 1976. Mis años transcurrieron con toda la dedicación que pude a esa, mi tarea de compartir conocimientos, totalmente ajena a las apetencias personales o de grupos de determinadas ideologías. Una y otra vez tuve que dejar claro que «yo era solo yo» y que mi único interés era enseñar, es decir, compartir mis conocimientos.

Más reflexiones sobre la Universidad de Alcalá de Henares

He dedicado unos párrafos a los alumnos de Medicina que se vieron trasladados en contra de su voluntad a aquellos odiosos pabellones prefabricados, construidos en mitad del campo. Tenían todo el derecho a quejarse. Aquello era indigno. Yo no lo pensaba así, a pesar de mis pasadas experiencias de varios años en centros universitarios de prestigio. Para mí era ilusionante contribuir al nacimiento de una universidad. Y por mi parte puse a su disposición todo mi saber y toda mi voluntad para que la Bioquímica tuviese un nivel que permitiera no envidiar nada a la Complutense. Y lo logré.

Había alumnos que achacaban todas las culpas a «contubernios ocultos e inconfesables» inspirados por el Opus Dei, que, a través del grupo de Anatomía dirigido por el profesor Martínez —fallecido hace unos años— trataba de implantar el sistema imperante en la Facultad de Medicina de la Universidad Autónoma de Madrid. Nunca lo supe. Mi distanciamiento con aquella forma autoritaria de enseñar era evidente. Yo seguía siendo libre, distante y, según algunos, con tendencia a «mirar por encima del hombro» al resto de profesores. Esta idea se ha conservado a lo largo de los años. Tendría que recurrir, una vez más, a mi querido amigo Antonio para confirmarlo o desmentirlo.

Y en este punto deseo dedicar algunas reflexiones a mis estudiantes femeninas. Tenía experiencia en observar el comportamiento de mis alumnas de otros países, muy «ñoñas» en la parte de los Estados Unidos en la que me tocó vivir: Filadelfia. Nada que ver, al parecer, con lo que contaban del lejano oeste: California era otro mundo, que presumía de haber abrazado la libertad sexual, sin más. No olvidemos que fue en California donde se iniciaron los movimientos liberalizadores, precursores del mayo del 68 francés. En «mi» Filadelfia todo era recatado y reverencioso hacia el profesor. Enseñaba con autoridad y llegaba a olvidarme de que tenía delante de mí a jovencitas que bien podrían tener su atractivo personal. Eran pulcras y limpias en todos los sentidos.

En Francia llegó mayo del 68 y aquel famoso slogan: *Faire l'amour et pas la guerre!* Nada nuevo, en mi opinión. La mujer francesa no salió beneficiada de aquel «sarampión» revolucionario. La enseñanza y la investigación tampoco. Las alumnas tradicionales siguieron con sus principios de siempre: dominadoras, superiores y con la libertad de siempre. Con las ideas muy claras y sin ser un ejemplo en su higiene personal, como es tradicional en gran parte de los países europeos.

¿Y Alcalá? ¿Qué encontré en Alcalá en mi primer contacto con la universitaria española? Encontré en ella inteligencia, saber estar, personalidad y atractivo oculto. Algunos profesores hacían comentarios que a mí me resultaban de otra época. Algo así como: «¿Adónde vamos a llegar a este paso? ¡Casi el mismo número de mujeres que de hombres en las aulas!». Mi respuesta era: «¡Qué bien que sea así! A igualdad de inteligencia, la mujer siempre será superior porque tiene, además, la sensibilidad e intuición de las que carece el hombre». Así lo pensaba y así lo decía. E incluso manifestaba a esos profesores, preocupados por el ascenso de la mujer y su presencia tan visible en clase, lo siguiente: «Un profesor puede llegar enamorarse de una alumna "a distancia" por un pequeño detalle, que va desde la forma de atender en clase al enfoque de un tema en un examen, la forma de hacer una pregunta de aclaración de una duda o la mirada expresiva y silenciosa. Sí, un profesor puede llegar a enamorarse de una alumna "en la distancia" por esos pequeños detalles que conforman el atractivo femenino». Esto fue lo que descubrí en Alcalá de Henares y me enseñó a configurar mi visión sobre las relaciones profesor-alumna. Sin duda alguna, mis universitarias de aquellos tiempos de Alcalá de Henares empezaban a dar ese «toque de distinción» a aquella universidad que empezaba a andar.

Quiero insistir en que mi llegada y permanencia en Alcalá las debo al profesor Ribera y a mis alumnos. El profesor Ribera me llevó a Alcalá y mis alumnos —sin saberlo— hicieron que me quedara. Y me quedé unos años por estar cerca de ellos y por compartir con ellos la Bioquímica que yo creía la más adecuada para su formación científica. Yo acostumbraba a decirles: «La medicina es una mezcla de ciencia y arte. Con la moderna Bioquímica quiero ayudarles a crear los cimientos científicos que ustedes necesitan».

Pronto me quedé solo en la nueva Facultad de Medicina. El profesor Ribera, brillante bioquímico, había confiado en el sistema. En aquellas «guerras bioquímicas» le habían prometido una cátedra de «Técnicas Físico-Químicas Aplicadas a la Bioquímica» en una universidad de nueva creación, como la de Alcalá de Henares. Al poco tiempo de estar allí, emigró a la nueva Universidad de Baleares en busca de la creación de esa cátedra. Creo que sus bien fundadas peticiones y argumentos no le dieron satisfacción: falleció antes de que el Tribunal Supremo diera la razón a sus peticiones. Entre tanto, la cátedra en cuestión había sido creada en Alcalá de Henares y asignada al profesor Ortega, de la Facultad de Farmacia. Tras la sentencia del Supremo, el profesor Ortega fue desprovisto de su cátedra, lo cual no fue obstáculo para ser nombrado catedrático extraordinario a propuesta del rector, el profesor Martel. Corrían ya los años 78 y 79. Se habían venido creando otras facultades y la Universidad de Alcalá de Henares iba siendo golosa por su proximidad con Madrid, centro de todo el poder en aquellos tiempos. Como yo escribí un día, antes de presentar mi dimisión:

«Llevaba años de trabajo intenso en la <u>soledad de una facultad llena de profesores ausentes</u> y estaba llegando el momento de dejar paso libre a los que querían venir a iniciar o continuar su carrera universitaria o política»...

Y llegó uno de los días más tristes de mi vida. El rector del momento, profesor Martel, me llamó a su despacho para comunicarme su decisión de nombrarme catedrático extraordinario por mi prestigio docente y por ser un símbolo para la universidad. Solo me pedía mi colaboración con el nuevo rumbo político que iban a tomar el país y la universidad con la llegada del PSOE al poder. Eran los últimos estertores de aquella UCD en proceso de extinción. En aquel mismo momento presenté mi dimisión irrevocable. ¡Recordé que años antes había salido de España sin aceptar ningún cargo universitario que llevara consigo el compromiso político de acatar los principios fundamentales del Movimiento Nacional y quince años más tarde me ofrecían de nuevo un cargo universitario con compromiso político! No, ¡yo solo había vuelto a la universidad española a compartir mis conocimientos!

Y así acabaron mis grandes momentos de ilusión en la universidad alcalaína. Atrás quedaron, quizá, los años más bellos de mi vida. Atrás quedaron mi entusiasmo y la ilusión por crear algo nuevo, nada menos que echar a andar una nueva universidad. ¡Y no cualquier universidad, sino la Universidad de Alcalá de Henares! Estoy orgulloso de lo que hice con la inestimable colaboración de los profesores Pérez Albarsanz, Recio y Rodenas, en la confección y desarrollo de los cursos; y de aquella gran Lola, reina de las prácticas de laboratorio. Más tarde se incorporó la profesora María José Carmena, con la que inicié un proyectito de investigación que le sirvió de trabajo de investigación de tesina. Y atrás quedaron, sobre todo, mis alumnos. Y, con todo mi dolor, dije adiós a la universidad, a Alcalá y a su cielo azul. Aún me quedaron unos años para ver las cigüeñas a través del gran ventanal de mi despacho del centro de investigación Boots.

Algunas curiosidades académicas

Aun dimitido de todas mis funciones como profesor y secretario de la facultad, seguía muy de cerca la evolución de la nueva universidad. Siempre estuve dispuesto a ayudar a cambio de nada, con mi único fin de que aquello —algo en lo que yo había creído desde un principio— prosperara. En dos ocasiones la tristeza volvió a apoderarse de mí. La primera tuvo lugar tras la llamada del profesor Cuenca, catedrático de Farmacología en la Facultad de Medicina, pidiéndome que le ayudara a zanjar la disputa surgida entre varias facultades sobre la propiedad y utilización del equipo de centelleo líquido. Mi respuesta fue clara y contundente: ese equipo pertenecía a la universidad, es decir, a todos. Cierto es que yo lo adquirí con fondos del Ministerio para la única facultad que existía en aquel momento: Medicina. Durante mi etapa en Alcalá, todas las facultades científicas que fueron creándose tuvieron acceso al mismo.

Mi segundo momento de tristeza surgió cuando el profesor Gala fue elegido rector en su primer mandato electoral. Apoyé a fondo su candidatura, en la que iba un vicerrector de investigación «de lujo»: Antonio Hernández, doctor en Bioquímica con más de veinte años de experiencia en EE. UU., jefe del Servicio de Análisis Clínicos en el Hospital de Guadalajara, gran científico y extraordinaria persona. Parece que aquella elección la decanté yo a favor del profesor Gala y su equipo, con las gestiones que debí llevar a cabo con algunos votantes indecisos. Hubo una fiesta de celebración de la victoria, a la cual fui invitado, y nadie entendía que yo hubiera luchado por esa candidatura a cambio de nada. Yo no quería nada. Esa fue mi respuesta cuando fui preguntado por el profesor Gala acerca de mis pretensiones: lo que había hecho por aquella candidatura sería por algo. ¿Qué quería a cambio? «Nada», respondí. Y aclaré: «Todos mis esfuerzos han ido dirigidos a seguir empujando el desarrollo de la nueva universidad, con nuevos aires».

Estas tristezas fueron neutralizadas con creces por la actitud de los que fueron alumnos míos. A la hora de celebrar sus festejos de fin de carrera, siempre se acordaban de mí, algo que sorprendía mucho al decano de entonces, el profesor Gómez-Pellico. En cada cena de fin de carrera figuraba yo, junto con los alumnos, el decano y profesores del momento. ¡Y yo había sido su profesor años antes y ya no estaba en la universidad! El profesor Gómez-Pellico me preguntaba todos los años qué había transmitido a aquellos alumnos para que se acordaran de mí después de los años transcurridos desde mi dimisión.

Más curiosidades

La etapa universitaria y de investigación en Alcalá de Henares me llevó a buscar un lugar para vivir con mi familia lejano de todo y cerca de la naturaleza. El lugar escogido fue una antigua finca semiabandonada en las proximidades de Guadalajara. En aquel terreno salvaje pude cultivar tomates, lechugas, pimientos, melones y sandías. Vivíamos de forma sosegada, tras un primer año en una casita del paseo de las Cruces. Mi hija Pilar, la tercera y última del grupo, nació en aquel, mi primer año universitario español, 1975. Compaginamos bien mis actividades académicas y de investigación y las de Merche, nombrada directora del Instituto de Bachillerato de Molina de Aragón, con el cuidado y educación de nuestros tres hijos. Vivíamos lo más cerca posible de la naturaleza y tratábamos de educar a los hijos en el respeto hacia todo lo que les rodeaba, en el trabajo bien hecho y en la dignidad personal. Fueron creciendo y aprendiendo de sus maestros, viviendo las etapas que poco a poco iban apareciendo en nuestra vida.

La vida plácida en el campo vino seguida por la instalación familiar en dos amplios apartamentos de nueva construcción, siempre en Guadalajara, cuya fascinante y desconocida provincia era, cada día, un continuo sobresalto de belleza escondida.

Capítulo 6

Y de nuevo, el mundo ¿a mis pies?

Al pensar en el contenido que pretendía dar a este capítulo, no pude por menos que acordarme del título de la película francesa de 2011 *Le monde à ses pieds* (*El mundo a sus pies*), basada en la novela de Géraldine Maillet y dirigida por Christian Faure. Del resumen de la película que aparece en Internet he guardado para mí esta frase: «*Le tourbillon de la gloire a un prix, qu'il lui faudra payer tôt ou tard*» (el torbellino de la gloria tiene un precio que, más pronto o más tarde, habrá que pagar). Se refiere a la protagonista. Mi vida científica y personal está marcada por un destino parecido desde el año 1988, y también hube de pagar un precio.

Habían pasado ocho años desde que dejé la universidad y durante ese tiempo seguí trabajando en mi centro de investigación en las inmediaciones de Alcalá de Henares, moderno, envidiable de espacio, con todo tipo de recursos y medios y el apoyo de la alta dirección, antes y después de la adquisición de LIADE por parte de Boots. Con alguna frecuencia me acercaba a la ciudad; recorría las calles cercanas a la vieja universidad y a la plaza de Cervantes. Y descubrí rincones que mis años de intensa actividad docente no me habían dejado conocer y saborear. Solía recalar en la cafetería del hotel El Bedel y allí, cómodamente instalado en uno de aquellos viejos y confortables sillones, pensaba en soledad. Otros lugares que significaron algo en mi vida fueron el mesón San Diego, en la plaza de la universidad, Casa Juan —clásico restaurante de comida de siempre, situado en la plaza de Cervantes— y el *pub* Kingston, en la calle de Santiago, no lejos de la clínica Vallés, en la que mi amigo el Dr. Javier Martínez prestaba sus servicios de consumado anestesista. Relataré algunos hechos sucedidos que dejaron una huella imborrable en mí.

La cafetería del hotel El Bedel fue siempre un lugar entrañable, muy ligado a mi estancia en la universidad desde el día en el que pude dar una buena noticia a una querida alumna: su suspenso en Anatomía había sido fruto de un error; su examen práctico había sido considerado brillante, constatado por mí con mi asistencia, y por error su nombre no figuraba entre los aprobados. Debo aclarar que, tras el mal ambiente creado en torno a la asignatura de Anatomía, me había prestado —con la aprobación del profesor Martínez— a asistir y presenciar muchos exámenes prácticos de Anatomía, a petición de algunos alumnos y del propio Martínez, con objeto de quitar presión sobre la asignatura por los «desmanes» de los que se quejaban los alumnos.

En el restaurante Casa Juan, en plena plaza de Cervantes, recuerdo haber tenido más de una conversación con la profesora Margarita Barón, decana de la Facultad de Medicina en el período

1986-1990. Se incorporó a la universidad alcalaína con pleno brío e ideas de cambio. Yo le transmitía una y otra vez mis reflexiones sobre cómo enfocar los estudios de Medicina con una seria base científica; ese era, en mi opinión, el primer objetivo a cumplir en una facultad que pretendía empezar a andar por caminos «más limpios y mejor definidos». La doctora Barón insistía en hablar y hablar sobre proyectos de investigación. Mi consejo fue que confiara y dejara en manos de Antonio Hernández, de serena sabiduría, gran experiencia y gran empeño en hacer las cosas bien, el día a día del Departamento de Fisiología. Claro que en todo eso había un serio obstáculo: ¡Antonio Hernández no era numerario! Y la universidad española seguía viviendo con sus funcionarios numerarios.

En el mesón San Diego, un día, cenando el típico churrasco con aquella morcilla aromática única, tuvimos una «sesión académica» en la que la Dra. Barón quería escucharme hablar sobre el mayo del 68 francés y su influencia en la enseñanza universitaria y la investigación. Asistió también mi querido amigo Antonio Hernández. Fue una gran noche, en la que hablé y hablé con vehemencia, seguridad y, acaso, con cierta superioridad académica. Acabé exponiendo mis ideas sobre cómo, a quién y por qué enseñar. ¡Olvidemos las etiquetas que dan esos títulos rimbombantes, vacíos de contenido, y olvidemos la esclavitud del funcionariado español! Aún recordaba yo el día en el que el entonces presidente de la comisión gestora de la universidad me pidió el programa de Bioquímica de Medicina para que le diera su visto bueno el primer catedrático de Química de la Universidad de Alcalá: era de Química Inorgánica, rama muy distante de la Bioquímica, pero ¡era catedrático! ¡Qué tristeza y qué golpe me llevé aquel día! Pues bien, en aquella «apoteósica» cena del mesón San Diego me pareció sentir en la Dra. Barón ese «clasismo aristocrático rancio» de nuestra universidad. Quizá esa noche, sin proponérmelo, empecé a alejarme de Alcalá. Tuve la impresión de que ya había dicho todo lo que pensaba sobre la universidad española. Ya no tenía sentido estar cerca de la Universidad de Alcalá. Mi último intento fue apoyar la candidatura de «progreso» encabezada por Manolo Gala y en la que figuraba Antonio Hernández. Este nuevo equipo rectoral empezó a realizar sus funciones en 1984 con la aplicación de la funesta LRU. Sobran las palabras. Esto y el desencanto que me confesó Antonio Hernández, siendo ya vicerrector de investigación y a muy poco tiempo de comenzar su andadura la nueva cúpula académica presidida por el rector Gala, me acabaron de convencer de que debía olvidarme de mis sueños universitarios. Y también de Alcalá. Y lo conseguí a partir de 1988, cuando inicié mi segunda etapa internacional desde España.

Esta vez fue en laboratorios Andrómaco, en Madrid, en mi nuevo puesto de responsable de todos los proyectos relacionados con nuevos productos y licencias. Un cargo de gran atractivo científico-técnico, que me iba a obligar a estudiar mucho y a mantener intensas y permanentes colaboraciones con los departamentos de I+D de laboratorios de diversos países y a un permanente trabajo de desarrollo de nuevas ideas con los departamentos de investigación, desarrollo galénico, producción y control de calidad de Andrómaco. Y me sumergí en el complicado mundo de los carbohidratos (o polisacáridos) naturales de estructura compleja y de funciones «protectoras de las defensas». Sí, entre comillas. Se habló y se sigue hablando de las defensas, nombre que intento no pronunciar jamás por la vulgarización en la que cayó desde su nacimiento. Y decidí incorporarme a Andrómaco, cuyo producto estrella, Inmunoferon, era prescrito para «estimular las defensas». Por aquel entonces había un interés creciente por algunos carbohidratos de estructura química compleja que «actuaban sobre las defensas». Y Andrómaco tenía gran éxito con su Inmunoferon...

Mi primer objetivo fue estudiar y evaluar todo lo que se había hecho con Inmunoferon, y muy especialmente el gran trabajo de I+D que se estaba desarrollando desde hacía años. Siguiendo la pauta marcada por el centro de investigación Andrómaco, el Inmunoferon se obtenía por fermentación de la levadura *Candida utilis* en presencia de semillas de ricino y de soja. El complejo glucomanano-proteína que se obtenía era adsorbido sobre una matriz de fosfato y carbonato cálcico. De ahí el nombre asignado al principio activo: glicofosfopeptical. Además de los esfuerzos de investigación sobre la estructura de la materia prima, son de destacar los estudios clínicos en distintas indicaciones, que iban desde las infecciones banales recidivantes de tracto respiratorio en niños hasta la administración asociada a los tratamientos convencionales de quimioterapia. Comprendí en seguida que el Inmunoferon era el blanco al que dirigían con ahínco sus miradas, sus esfuerzos y sus emociones los departamentos de investigación básica, médica y de *marketing*. Yo era un recién llegado dispuesto a aunar todos esos esfuerzos, a veces desperdigados.

¡Defensas, defensas! Fue esta la palabra de moda años atrás y sigue empleándose ahora. Defensas bajas, estimular las defensas. Siempre la célebre palabra: defensas. Pero ya en el año 1983 el National Cancer Institute (NCI) había creado el término adecuado para definir a los productos con actividad sobre las «defensas»: *Biological Response Modifier* (BRM) o modificador de la respuesta biológica, en español. Los BRM, definidos de forma amplia, son productos capaces de modificar la respuesta del organismo frente a una infección o a una enfermedad. El NCI utilizaba una definición más restringida, limitando esa modificación de la respuesta biológica al cáncer. Así pues, estos BRM son compuestos químicos endógenos o exógenos capaces de modificar la respuesta del sistema inmunitario frente a infecciones o cáncer. La forma en la que estos modificadores de la respuesta biológica actúan es muy variada: pueden inducir la liberación de intermedios químicos —citocinas—, regular los niveles de ciertas citocinas proinflamatorias o, más modernamente, con la llegada de los anticuerpos monoclonales, unirse a algún receptor de la membrana celular de linfocitos induciendo una señal celular que intensifique la liberación de citocinas —IFN, por ejemplo— o a algún receptor de la célula tumoral, impidiendo su desarrollo.

Se inició así una etapa en la que, partiendo del conocimiento de los usos empíricos de ciertas plantas, se impuso el gran interés despertado por el papel como BRM de algunos polisacáridos complejos de origen natural y su posible utilización en las dos enfermedades más impactantes del momento, cáncer y SIDA (infección por el VIH). Debo reconocer en este punto que mis relaciones de trabajo y mi amistad con el profesor Michael Chirigos (Bethesda, EE. UU.) fueron determinantes para que me sumara a este pequeño mundo de los defensores de los BRM. Fue Chirigos quien demostró por primera vez que la respuesta biológica de un grupo de ratones con tumores intestinales tratados con

5-FU mejoraba de forma inequívoca cuando el levamisol (BRM) era asociado al 5-FU.

Con buen criterio, el programa de investigación clínica decidido con Inmunoferon abarcaba desde las infecciones respiratorias banales a las infecciones por los virus de la hepatitis B y C y a la oncología. Estábamos convencidos del futuro de los carbohidratos o polisacáridos complejos como modificadores de la respuesta biológica. Y en aquel entonces existían varios carbohidratos de naturaleza glucano, manano o glucomanano que, junto con el complejo glucomanano-proteína de Inmunoferon, trataban de demostrar su actividad BRM en diferentes indicaciones clínicas. El Inmunoferon y sus propiedades BRM eran mi «tarjeta de visita» en mis reuniones con grupos de investigación en el extranjero. Viví el entusiasmo despertado por los BRM de naturaleza carbohidrato (polisacárido) y en ese mundo me sumergí y aprendí, prestando toda mi atención a esa faceta tan reservada y tan olvidada, la de los carbohidratos (polisacáridos) complejos con actividad biológica como BRM o inmunomoduladores.

El primer producto que atrajo mi atención fue el carbohidrato lentinan, un glucano aislado de la seta *Lentinus edodes* o *Shiitake.* El proyecto de investigación de este BRM en oncología estaba siendo desarrollado por el laboratorio japonés Ajinomoto. Mantuve varias reuniones en Tokio y en Estados Unidos con los responsables científicos del proyecto. En esas reuniones, maratonianas, intercambiábamos información sobre los resultados que se iban generando en nuestras respectivas investigaciones, Inmunoferon y lentinan, convencidos de que las dos vías de investigación que seguíamos darían su fruto. Mis colegas japoneses confiaban en la actividad antitumoral directa del lentinan. Mi opinión era distinta; yo pensaba más en su actividad BRM y tuve al final razón: no fue posible demostrar la actividad antitumoral directa en los ensayos clínicos llevados a cabo en Estados Unidos y el *Lentinus edodes* recuperó su nombre de origen, *Shiitake*, volvió a convertirse en una seta de uso común en Japón y se introdujo en el mercado español como seta comestible de venta en cualquier supermercado y de muy pobre valor gastronómico. Sus extractos alcohólicos, en forma de polvo, se están consumiendo en Japón y Europa como complementos nutricionales que van desde «estimulador de las defensas» hasta regulador de los niveles de colesterol.

El segundo carbohidrato complejo que atrajo mi atención fue el schizophyllan, producto que se extraía del hongo *Schizophyllum commune*, de estructura básica parecida al lentinano y compuesto de unidades de glucosa enlazadas por ramificaciones 1-3β. El desarrollo de este polisacárido se llevaba a cabo en Seúl por un vetusto laboratorio coreano. Recuerdo que manteníamos las reuniones de investigación en una especie de noble castillo que me impresionaba. Mis colegas coreanos trataban de demostrar la actividad antitumoral del schizophyllan. Fracasaron en este intento y, al igual que el lentinano, diferentes preparados del polisacárido acabaron comercializándose como complementos nutricionales para activar las «defensas». La producción a gran escala del schizophyllan en otras manos ha encontrado una aplicación industrial de este polisacárido en el campo de los biopolímeros utilizados como EOR (*Enhancer Oil Recovery*, según la nomenclatura industrial estadounidense), es decir, para facilitar la recuperación de los restos de petróleo que quedan sin extraer de un pozo petrolífero.

He dejado para el final mis historias con el polisacárido acemannan, aislado del *Aloe vera*, variedad *barbadensis*. Se trata de una historia compleja, con ramificaciones en Nueva York, Texas, Honduras y Jordania, y que surgió en mi vida, una vez más, sin proponérmelo. Pura *serendipity*. Y debemos situarnos en el año 1990, cuando se ignoraba todo sobre la planta y sus propiedades y yo ya me interesaba por el gel de *Aloe vera*, su composición y sus propiedades. No encontraba publicación alguna sobre lo que me interesaba: polisacárido (s) del gel. Me topé con una patente —casi oculta— que me llevó a Nueva York. Hube de demostrar que mi interés era únicamente científico; me entrevisté con los autores de la patente, dos ingenieros de origen húngaro que, convencidos de mis sanas intenciones, me llevaron a un «laboratorio» muy reservado en el que obtenían grandes cantidades de gel. Yo no pude aportar nada porque era la primera vez que veía una planta de *Aloe vera* y el gel que podía obtenerse de ella. Pero volví pensativo, perplejo y preocupado por haberme metido en ese mundo de tanto secretismo.

Pasó algún tiempo y leí algunas publicaciones científicas sobre un polisacárido purificado obtenido del gel de *Aloe vera*, de nombre Carrisyn, desarrollado por laboratorios Carrington de Irving, Texas. Eso era lo que yo buscaba: el polisacárido, cuya estructura química era un manano, polímero de unidades de manosa con un grupo acetilo alternando en la estructura del polímero. Al fin mis pesquisas dieron su fruto: Carrisyn era el nombre comercial elegido para nombrar aquel acemannan. Y claro, fui a Irving, Texas, volando de Madrid a Dallas en un vuelo de American Airlines en el que olvidé y perdí mi caña de pesca. Yo quería saber qué tipo de investigación estaba llevando a cabo

Carrington con su polisacárido acemannan. Bien, en aquel momento estaban desarrollando un ensayo clínico en VIH-SIDA en Bélgica, que no estaba dando los resultados buscados. Aquello fracasó. ¡Otro polisacárido que no mostraba actividad directa, esta vez frente al virus del SIDA! Quizá lo sabían ya en Irving, muy cerca de Dallas, y Carrington se limitó a regalarme todo tipo de cremas fabricadas con el gel de *Aloe vera* como productos cosméticos, resaltando además su actividad en quemaduras, cicatrización de heridas de piel, etc. Aquel fue el origen de la auténtica pasión por el *Aloe vera* surgida en Estados Unidos y propagada a la vieja Europa. Supe que las grandes plantaciones de *Aloe vera* de Texas habían sufrido los efectos de un año de bajas temperaturas y había escasez de planta. Aproveché este hecho para convencer a los trabajadores de la plantación de *Phlebodium decumanum* en Honduras de dedicar una parte del terreno disponible a cultivar *Aloe vera*. El éxito fue total: aquel terreno, cercano al lago Yojoa, y aquel clima dieron los frutos esperados, con unas plantas envidiables de vida, repletas de gel, que en su momento de floración permitieron a las abejas colocadas justo encima de la plantación libar y dar lugar a una exquisita miel pura de *Aloe vera*. Aquellas plantas de *Aloe vera* tenían su destino en Estados Unidos.

No paró la historia ahí. Aparecieron libros sobre el *Aloe vera* y sus propiedades «mágicas» —por ejemplo, el titulado *The miracle plant*— y seguí estudiando el gel y elaborando mi teoría sobre el famoso polisacárido. He llegado a estar convencido de que la planta, al sentirse «agredida» por el simple corte en su base, desarrolla tal actividad enzimática de degradación del gel que hablar del polisacárido del gel de *Aloe vera* es una insensatez científica. El gel contiene diversos polisacáridos fruto de su propia degradación enzimática. Esa mezcla de polisacáridos es la que configura la actividad del gel a nivel dérmico y, probablemente, su actividad BRM. Ni el acemannan de *Aloe vera*, ni el schizophyllan de *Schizophyllum commune* ni el lentinan de *Lentinus edodes* poseen actividad directa *per se*, pero reúnen todos los requisitos para poseer actividad BRM.

Mi interés por los BRM no cesó y me volqué esta vez hacia ciertas preparaciones biológicas compuestas de partículas subcelulares con un posible efecto BRM. Una de estas preparaciones, realizadas en un pequeño laboratorio de nombre Cell Technology, tenía su origen en la sede de investigación de este laboratorio en Boulder (Colorado, Estados Unidos). Allí fui en varias ocasiones para establecer contactos con esta compañía. Visité las instalaciones en las que obtenían una fracción subcelular de una variedad de *Klebsiella* compuesta de ribosomas y alguna otra partícula subcelular. El acuerdo de investigación consistió en el estudio como BRM de esa fracción subcelular, en especial frente a la liberación de TNF por macrófagos, en nuestras instalaciones de investigación en Madrid, de una preparación de ribosomas preparada en Boulder y enviada a Madrid convenientemente envasada y guardada a –10ºC. Yo era el responsable de recibir la muestra en Barajas y de pasar los controles más estrictos por tratarse de una muestra biológica. Aquello funcionó bien; Madrid cumplió e hizo las determinaciones pertinentes para demostrar la actividad BRM de aquel preparado.

¿Qué pasó después? Mi preocupación era saber cómo se prepararían y manipularían grandes cantidades de partículas subcelulares de *Klebsiella*. El método de laboratorio estaba suficientemente ensayado y los resultados biológicos que obteníamos en Madrid eran satisfactorios, pero... Este pero se aclaró un día en Nueva York. Fui citado a una reunión muy importante, que se celebraría en una *suite* del famoso hotel Waldorf Astoria. Y allí me desplacé desde Madrid. Me encontré en el salón reservado para la reunión con mis colegas de Boulder, el nuevo CEO (presidente ejecutivo del grupo) y algunos corresponsales de prensa, ante los que fui presentado con todos los honores como «la persona que, gracias a los trabajos en España, iba a tomar la responsabilidad de llevar a cabo el desarrollo industrial del proceso de laboratorio». La «encerrona» fue perfecta, pero me zafé de aquel *show* y me negué de forma rotunda a participar en el desarrollo industrial propuesto. Otro proyecto BRM que se iba a pique, pensé.

La última parte de mis ilusiones con los BRM finaliza en Jordania. Allí fui a defender el carácter BRM del Inmunoferon. Mencioné, lógicamente, el *Lentinus edodes*, el *Schizophyllum commune,* el *Aloe vera* y el preparado subcelular de Boulder, y llegó la gran sorpresa para mí: «¡Ah, la sábila!», me dijeron cuando hablé del *Aloe vera*, y me mostraron la gran farmacopea de Abenzoar, nombre latinizado de Ibn Zuhr, médico andalusí nacido en Peñaflor (Sevilla) en 1073. Aparte de sus grandes aportaciones en el diseño de métodos de disección para necropsias, haber sido el primero en introducir la alimentación parenteral y el iniciador de la traqueotomía, en la farmacopea de Abenzoar se encuentran no pocas formulaciones conteniendo gel de sábila (*Aloe vera*). Pasado algún tiempo, llegué a saber que en la época andalusí existían grandes plantaciones de *Aloe vera* en Andalucía. En Jordania se cerró esta primera fase de mi historia con los BRM. La alta clase médica jordana también me escuchó, a través de mis amigos de la gran compañía farmacéutica jordana APM (The Arab Pharmaceutical Manufacturing Company). Pero la historia de los BRM no acabó ahí.

En definitiva, la gran aventura científica con los BRM de naturaleza polisacarídica fue demasiado ambiciosa: lentinan, schizophyllan y acemannan quisieron llegar demasiado lejos; pretendían resolver casos de cáncer o SIDA *per se*. No se contentaron con ser la ayuda biológica que la terapia química convencional —a veces dura— necesitaba. El preparado subcelular de *Klebsiella* era algo que estaba «en mantillas» y precisaba todo el desarrollo industrial. El Inmunoferon, más modesto pero con un camino más largo recorrido, se mantuvo, discreto, en ese papel de ayuda biológica y perduró durante bastantes años hasta que en tiempos recientes pasó por distintas manos y sigue en el mercado farmacéutico como complemento nutricional.

Estos matices los discutí en más de una reunión del grupo LES (*Licensing Executive Society*). Fui miembro de este grupo desde el año 1990 y participé en dos reuniones muy importantes: la primera en Boca Ratón, Florida; y la segunda en Berlín, apenas dos años después de la caída del muro. En la primera, tuve la oportunidad de reunirme y mantener un cambio de impresiones con destacados representantes de centros japoneses y americanos. Me sorprendió la densidad de aquel primer encuentro, en el que las únicas horas libres para discutir de proyectos de investigación eran de seis a ocho de la mañana.

En el encuentro de Berlín, celebrado en un hotel situado en el lado occidental de la puerta de Brandemburgo, tuve varias sorpresas. La primera fue justo en la reunión inaugural del congreso. Yo asistía porque tenía varias reuniones previstas para hablar de BRM; la organización española me pidió que representara a España y así lo hice. El *chairman* de la reunión, alemán, saludó a todas las delegaciones asistentes y se permitió hacer un comentario algo despectivo sobre la ausencia de España. Pedí hablar, presentándome como representante de España y haciendo un juego de palabras sobre algo que el *chairman* atribuyó a Gorbachov. Se había lamentado, al parecer, el antiguo presidente ruso de que su país no había llegado a tiempo y que era preciso llegar el primero. Yo, a diferencia de Gorbachov, había llegado a tiempo y precisaba: a tiempo de hacer avanzar el conocimiento. Espero no haberme equivocado. Pude hablar con tiempo y tranquilidad sobre BRM con varios asistentes interesados en este tipo de productos.

El último país interesado en el concepto de BRM era Rusia, una Rusia que empezaba a desvelar sus miserias. El comité de estudios farmacológicos del Ministerio de Sanidad ruso estaba, al parecer, preocupado por la elevada incidencia de infecciones hospitalarias. Me entrevisté con este farmacólogo en uno de los grandes hospitales de Moscú. Todo fue deprimente: el hospital y la poca atención que prestó mi interlocutor a los BRM y, en concreto, al Inmunoferon. Propuso hacer un ensayo clínico en EPOC (Enfermedad Pulmonar Obstructiva Crónica), previo ingreso de una cantidad de dinero en un banco americano con sede en Nueva York.

Más acerca de los BRM (*Biological Response Modifiers*)

Como he apuntado con anterioridad, la palabra «defensas» surgió en la vida moderna y se popularizó casi tanto como «colesterol malo y bueno». Nunca he usado ni aceptado el uso de la expresión «una bajada de defensas» y la he substituido siempre por disfunción inmunológica o inmunitaria (en inglés, *inmune dysfunction*). Al igual que nunca he aceptado lo de «colesterol bueno y malo». El colesterol es una belleza bioquímica. Dejémoslo respetuosamente tranquilo.

En 1983, el NCI creó la expresión BRM, que fue acogida con entusiasmo por la clase médica, oncólogos especialmente. Surgieron de forma simultánea y para designar lo mismo que los BRM los vocablos *immunomodulator* e *immunomodulation* (inmunomodulador e inmunomodulación). Pronto estos términos cayeron algo en desuso en el propio NCI: «Palabras inventadas por la imaginación de los bioquímicos», se solía oír. También se empleaba el término inmunorreguladores, algo así como: los BRM son productos que regulan el buen funcionamiento del sistema inmunitario.

Empezaron a aparecer en el laboratorio y en la práctica clínica los anticuerpos monoclonales (mab, *monoclonal antibodies*), al principio como tímidos anticuerpos monoclonales murinos y poco a poco humanizándose hasta convertirse en anticuerpos monoclonales cien por cien humanizados. La Biología Molecular fue imponiendo su ley y volvió a aparecer el término BRM: hoy los auténticos BRM son los anticuerpos monoclonales, todos terminados en mab.

Mis ratos libres en otros países

La aventura del polisacárido Carrysin, aquel manano (polímero de manosa) acetilado y ramificado, me llevó a Texas, estado que no conocía. *The lonely star state*, el estado de la estrella solitaria, ese impresionante estado de los Estados Unidos en el que «todo es mayor, todo es mejor y todo es más bello». En varias ocasiones me instalé en un Holiday Inn no lejos del aeropuerto de Dallas para estar en las cercanías de Irving, sede de los laboratorios Carrington. Tenía mis tardes libres, en las que me dedicaba a estudiar. No me confundí en mi apreciación de estar ante un laboratorio desmotivado; creo que el único que mostraba su entusiasmo por aquel acemannan, BRM «de élite», era yo. Quizá mis colegas de Carrington tenían ya noticias —malas noticias— de Bélgica y de aquel infortunado ensayo clínico en enfermos de VIH-SIDA. Hice algún viaje en coche visitando algunos de los lagos, en los que no pude pescar por la pérdida de mi caña; y aprendí, claro está, que el bass de Texas era, como todo en ese estado, de mayor tamaño, más luchador y más bello que el bass de otros puntos de los Estados Unidos. A mi aclaración de que el bass era originario de Florida, tuve la respuesta esperada: «Sí, de acuerdo, pero en Texas es donde la pesca del bass ha cobrado toda su plenitud y esplendor».

El Holiday Inn en el que solía hospedarme disponía de una sala de juegos, entre ellos una mesa de *ping-pong*. Observaba con discreción las partidas que se organizaban. Nunca quise participar hasta que un buen día «bajé a la pista» y participé en un pequeño campeonato que, lógicamente, gané. Mi juego era muy superior al del resto de participantes. Y otro día hice el viaje de Dallas a Houston. Aproveché mi estancia en Texas para visitar a unos amigos que trabajaban en el famoso MD Anderson. Con ellos aprendí algo de la organización de los centros de la Universidad de Texas.

Y mencionaré mi asistencia a alguna de las sesiones de un Congreso Internacional de Dermatología que se celebraba en Dallas coincidiendo con mi búsqueda de BRM del tipo Carrisyn. Hubo algún trabajo relativo a las virtudes del gel de *Aloe vera* y a «su» polisacárido acemannan de los laboratorios Carrington de Irving, Texas.

Mi comentario final sobre mis ratos de ocio en Texas lo dejo para una cena en un bar típico, al estilo de Texas. Vaqueros, vestidos y calzados con las típicas prendas tejanas, y un inglés realmente duro de entender. Mi cena, un gran filete tejano de «la mejor carne producida por las vacas tejanas; las más apuestas, las más envidiadas y las nunca igualadas por ganaderos de cualquier otro estado de la Unión». Una vez más pude comprobar que «todo en Texas es superior en tamaño, calidad y belleza»: serpientes, bass y —cómo no— vacas y terneros.

En Corea asistí a la silenciosa caída del schizophyllan. Aquella aventura no llegó a más. Veía que me iba quedando a solas con mi humilde Inmunoferon español, con el que únicamente teníamos la pretensión de situarlo como BRM. Encontré otro laboratorio coreano que estaba dispuesto a oír las nuevas teorías sobre BRM (laboratorio Keun Wha) y con ellos empecé a hablar con entusiasmo de nuestro complejo polisacárido-proteína. Las sesiones científicas con este laboratorio de gente joven, con ganas de aprender y de innovar, se acompañaban de sesiones más humanas, fuera del laboratorio, en las que establecí buenas relaciones personales. Llegué a comprender que Corea del Sur era un país con alegría, espontaneidad y ganas de vivir. Demasiadas, quizá.

Mis buenas relaciones con altos cargos de Keun Wha me permitieron conocer ciertos aspectos de la vida de Seúl a los que no tiene acceso un extranjero. Fui a Pionyang y pude sentir la tristeza y rigidez de la otra Corea. El presidente de los laboratorios me dedicó su tiempo toda una tarde, con visita a unos grandes almacenes y cena en un club privado con unas elegantes y guapas coreanas, estudiantes universitarias —según me explicaron— de exquisita educación. La organizadora de aquella recepción me pareció una mujer de gran personalidad y de gran voz. No era coreana. En aquel salón privado tuvo lugar una pequeña exhibición musical dirigida por ella. Se me pidió que cantara algo en español y lo hice con una canción que todos conocían: «Cuando calienta el sol…».

En otra ocasión fui invitado, también por el presidente de la compañía, a una cena típica coreana, en mesitas muy bajas, sentados a ras del suelo y acompañados de unas chicas coreanas ataviadas con su traje oriental típico. Comprendí, al terminar la cena, que estas invitaciones solían terminar con los contertulios algo mareados por los licores alcohólicos ingeridos. Así lo deduje al aparecer dos coreanos por persona a ofrecer su ayuda de acercarnos al coche. Debo aclarar que no necesité este tipo de ayuda; tengo un cuidado exquisito con la ingesta de bebidas alcohólicas siempre que estoy en un país extraño en viaje profesional: trato de preservar mis neuronas y mis reflejos en el mejor estado, sin ingerir ni una gota de alcohol.

Como resumen, la fallida operación schizophyllan me dejó libre para hablar de los BRM y —en particular— del Inmunoferon. Tuve la suerte de localizar un nuevo laboratorio interesado en el concepto BRM, Keun Wha, y gracias a mis excelentes relaciones con los altos cargos de este laboratorio conocí facetas de la vida en Corea del Sur que no están al alcance de cualquier extranjero. Y acabé definiendo Corea del Sur cono una especie de Japón a la italiana.

Mucho más rígidas y más tensas me resultaron mis visitas a Japón. Solía ir dos veces al año, en estancias de tres semanas, con visitas a laboratorios de Tokio, Osaka y Kioto. Las reuniones con los grandes laboratorios eran duras, de largas horas de duración, muy intensas y yo "solo frente a todos". En esas reuniones, todo formales y con un protocolo bien definido, yo empezaba dando una pequeña conferencia sobre BRM y la experiencia de Andrómaco con Inmunoferon; recalcaba asimismo la pericia de Andrómaco en otras áreas, como secreción gástrica o hipertensión, y el equipo japonés se turnaba en sus preguntas hasta que la persona designada exponía los proyectos de investigación del laboratorio en cuestión. Esta era la rutina de cada visita.

Me hospedaba siempre en uno de los hoteles de lujo de Tokio, el hotel Okura; o de Osaka, el Intercontinental; y en esos dos hoteles pasaba mis tardes tratando de relajarme y de preparar las reuniones del día siguiente. Cuando el tiempo sobraba, solía grabar en español mis impresiones del día. A veces, mis colegas japoneses me invitaban a cenar en algún restaurante muy protocolario. Pero al margen de estas cenas oficiales, he vivido y aprendido en soledad algunas cosas de la sociedad japonesa que paso a relatar.

Dedicaba mis cenas a husmear cómo hacían los japoneses para cenar al estilo japonés y buscaba pequeños restaurantes de *sushi* o de tempura, en los que el único no japonés era yo. Y descubrí que, en esos lugares, los japoneses eran muy ruidosos y expresivos. Al principio me pareció extraño; luego comprendí que, lejos del protocolo que les obligaba a un comportamiento estrictamente respetuoso, sobre todo hacia el superior jerárquico, daban rienda suelta a esa espontaneidad que tenían reprimida día a día en su quehacer profesional.

Esta espontaneidad pude comprobarla con creces en mi visita al monte Fuji. Decidí ir a este lugar «como un japonés más»; no quise visitar Fuji como un turista en cualquier viaje organizado. Lo hice a mi aire. Una mañana de domingo, muy tempranito, me fui a la estación central de Tokio y allí empecé mi peregrinación a Fuji en tren. Los japoneses de la calle no suelen hablar inglés, siendo además raro encontrar a japoneses que dicen hablar inglés y lo hagan con un nivel de comprensión adecuado. Huelga decir que el inglés «desaparece» a medida que el tren se aleja de Tokio. Hube de realizar algún transbordo a trenes pequeñitos, con asientos de madera como los que había en aquellos viejos trenes-correo españoles. Llegué a Fuji, me paseé como un japonés más, comí algo en un autoservicio japonés y no olvidé durante mi visita que tenía que volver. ¿Sabría hacerlo a través de aquel intrincado camino de pequeñas estaciones, con transbordo incluido, cuyos nombres estaban escritos exclusivamente en japonés? Sí, me las arreglé para volver a mi punto de partida. Fue una tensa jornada en la que pude confirmar de nuevo lo ruidosos que son los japoneses en su comportamiento espontáneo. Observaba y escuchaba el jolgorio en aquellos pequeños trenes, que no me hacía estar más relajado: no quería que se me pasaran mis estaciones de cambio de tren, bien guardadas en mi memoria a pesar de los nombres japoneses. Cuando llegué a mi habitación del Okura respiré a fondo, me di una ducha y me dispuse a grabar en mi pequeño casete lo que había vivido aquel día.

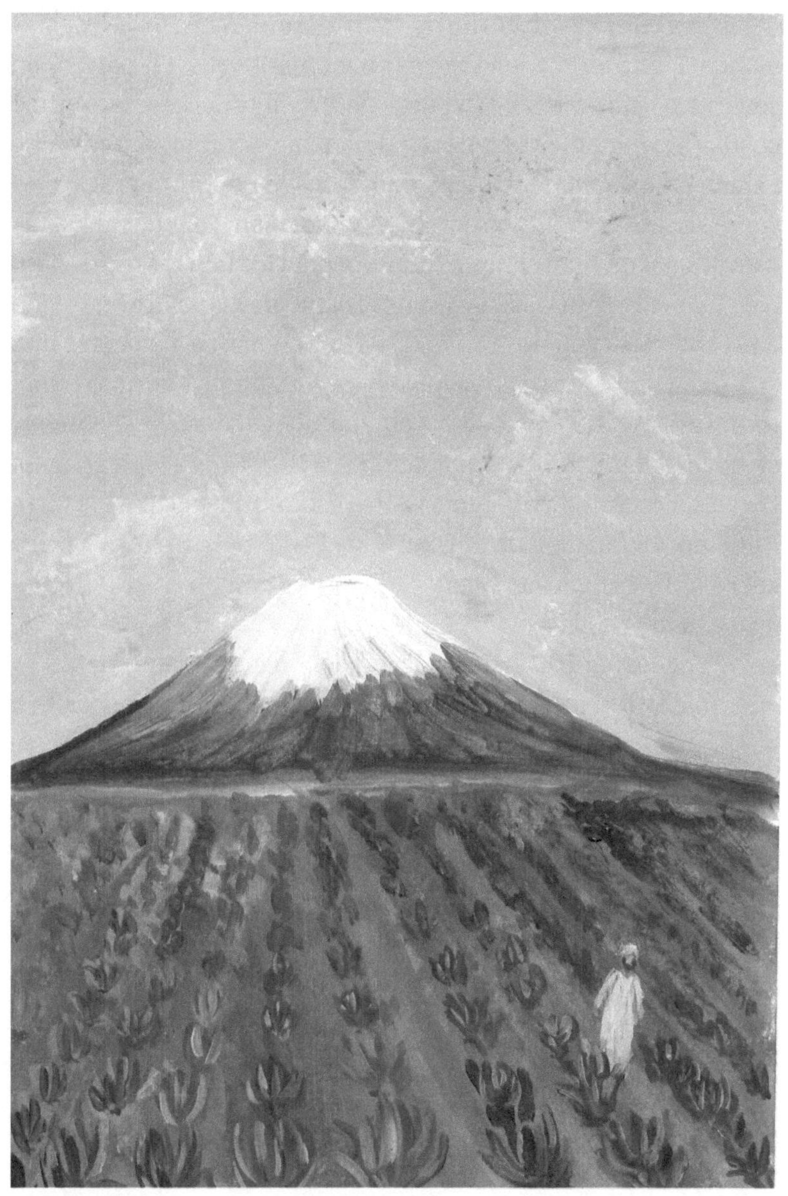

Las reuniones científicas eran muy densas. Las celebrábamos, lógicamente, en inglés —buen inglés por mi parte y en general no tan bueno por parte de mis interlocutores— y me dejaban exhausto y con ganas de hablar español. A veces me hablaba a mí mismo, y tengo aún grabaciones en microcasetes sobre situaciones que observaba y escudriñaba; por ejemplo, mis conversaciones con el señor que expendía los billetes del tren rápido (*bullet train*) a Osaka y Kioto, el canto de los pájaros de otoño en Tokio, el escrupuloso cuidado de los japoneses al hacerse una foto de grupo, mis conversaciones con algún jugador del Milán de Baresi y Van Basten —cuyo equipo, el mejor de aquellos años, se hospedaba en el Okura cuando venía a disputar en Tokio la Copa Intercontinental—, mis visitas a los alrededores de la torre Eiffel de Tokio, cercana al Okura, y (¡cómo no!) mi juicio crítico sobre la investigación japonesa y, muy particularmente, sobre los ensayos clínicos.

El concepto BRM sí fue aceptado y acogido con interés en Jordania. Al margen de las relaciones científicas surgidas con el personal científico más cualificado de APM (The Arab Pharmaceutical Manufacturing Laboratory), establecí excelentes relaciones personales con el presidente de la compañía, el Dr. Shuqair, inteligente, abierto y muy amigable. Era de origen sirio y bromeaba diciendo que no había jordanos. Definía a Jordania como un país *buffer*, que absorbía todo lo que le llegaba de las guerras y guerritas interminables del mundo árabe. Gracias al Dr. Shuqair conocí lo que conocen todos los extranjeros que van a Amán, empezando por Petra, el anfiteatro nabateo y las ciudades con huella romana; y también lo que conocen los habitantes de Amán. Decía el Dr. Shuqair que, debido a la interminable guerra del Líbano, la mejor cocina libanesa y el mejor folklore del Líbano se habían refugiado en Amán. Y una noche pude comprobarlo: excelente comida y muy buena música. La comida me recordó algunas especialidades de mi pueblo, Antequera. Varios de aquellos platos eran modalidades de porra antequerana; fue una exquisita cena de «diversas porras antequeranas». Tuve otras cenas variadas después de las sesiones científicas acerca del Inmunoferon como BRM.

Mis viajes a Jordania fueron varios, todos una mezcla de actividades científicas, algunas conferencias y algo de ocio. Conocía a la alta clase médica del país, muy preparada, y llegué a hablar de los BRM y de Inmunoferon con el grupo de médicos más próximos al rey Hussein, enfermo en aquel entonces de un carcinoma renal. Y un día pedí a algunos técnicos del departamento médico de APM que me llevaran a cenar a un lugar de nivel medio. «Me gustaría cenar en un restaurante normal, al que acuda el jordano medio», dije. Y así hicimos. Era un restaurante algo ruidoso, por el comportamiento relajado de la gente, con un escenario en el que una chica ataviada con su atuendo de bailarina bailaba una danza árabe. Todo era agradable. De pronto, se hizo un silencio a la llegada de un grupo de tres árabes saudíes, inconfundibles con sus túnicas blancas. Mis amigos me confesaron que, con la llegada de estos saudíes, se había terminado la fiesta. Y así fue, aunque yo insistí en quedarme un poco más. Uno de los saudíes subió al escenario y empezó a gritarle a la bailarina algo que yo no entendía y que mis amigos no quisieron traducirme; la chica se iba agachando ante los gritos crecientes del saudí y, cuando ya llegó al suelo, el saudí se sacó del bolsillo un puñado de dólares y se los tiró a la cara. Nos fuimos; yo iba pensativo y perplejo. Lo único que me dijeron mis amigos jordanos fue: «Siempre pasa igual cuando llegan los saudíes en su *jet* y con dinero para poder hacer aquí lo que no pueden hacer en Arabia». Ahí quedó todo.

En Moscú tuve varias experiencias interesantes. Me tocó vivir el período presidencial de Yeltsin (1991-1999) en una Rusia que acababa de salir del período negro comunista. Faltaba de todo y, en uno de mis viajes, asistí desde mi hotel, situado en las inmediaciones del Kremlin, al golpe de Estado de octubre de 1993. Me introdujo en aquel gran país, dominado por privaciones de todo tipo, mi desaparecido amigo, gran intelectual, académico y extraordinaria persona Antonio Sánchez. Cuando niño, Antonio fue enviado a la Rusia comunista junto con otros niños. Allí destacó por su inteligencia y fue mimado hasta escalar a los más altos niveles de la intelectualidad soviética. Volvió a España y, a pesar de haber sido purgado por el régimen soviético, era un invitado de honor en las recepciones de astronautas rusos que volvían a la Tierra tras un viaje espacial. Antonio era ingeniero agrónomo y la última vez que estuve con él en Madrid me contaba sus viajes a Chernóbil para colaborar en los trabajos de descontaminación de cultivos. Se emocionaba al hablar de Rusia y siempre soltaba algunas lágrimas al recordar a su «madre rusa», con la que vivió desde su llegada a la Rusia soviética. Él decía que no podría olvidar nunca a su familia rusa. Fue un gran hombre y se reía al decir que podía presumir de poseer las más altas condecoraciones soviéticas y franquistas. Antonio organizaba y seguía muy de cerca la lucha contra incendios forestales desde avión en España. Fue mi mano derecha en mis primeros viajes a Rusia tras la caída del muro de Berlín.

De las reuniones en el grupo LES quiero destacar la primera de ellas, en pleno apogeo de los BRM, celebrada en Boca Ratón, Florida. Esta reunión me permitió conocer los cien primeros kilómetros al norte de Miami, viajando en coche desde el aeropuerto de Miami hasta Boca Ratón. A mi vuelta del congreso hice una primera incursión en los Everglades. Me pareció fascinante esa inmensidad salvaje tan cercana a las rutas de la llamada civilización. Prometí volver algún día a pescar y lo hice.

Y mis viajes a Boulder (Colorado) me proporcionaron interesantes contactos, de los cuales voy a mencionar uno por su contenido humano. Sucedió un día en el aeropuerto de Colorado, mientras esperaba la salida de mi avión para Dallas. Observé a un señor algo mayor, pensativo, y me pareció algo temeroso. Me acerqué a él y le pregunté de dónde era. Me respondió: «De Iowa, un estado que usted probablemente no conozca». Al señor le sorprendió mucho que me dirigiera a él y vi en su rostro una cierta expresión de alegría. Le hablé de la película *Los puentes de Madison*, de Clint Eastwood, interpretada por él mismo y Meryl Streep, y le hablé de Iowa, ensalzando el papel de sus habitantes en la alimentación de toda la Unión: «Todo el mundo conoce el trabajo de los de Iowa a la hora de criar pollos; los pollos de Iowa alimentan a todos. No tenga complejo de decir que es usted de Iowa; dígalo con orgullo». Pude observar la cara de satisfacción de aquel viejecito y me despedí de él convencido de que nadie le había dicho nada parecido.

Y así transcurrieron mis años de actividad científica de la década de los 90 del siglo XX. Me sentí feliz en todas mis actividades, de las que he mencionado las más directamente relacionadas con proyectos de investigación. El campo de los BRM me atrajo particularmente. Vivía mi vida tratando siempre de aprender, compartir y proponer nuevos proyectos y prestaba mi ayuda, las más de las veces relacionada con mis conocimientos científicos; otras, más de tipo humano, basada en mi intenso deambular por el mundo y en mis dotes de observación.

Mi forma de actuar, abierto a todo y pensando siempre en que los proyectos se llevaran a cabo con limpieza, no debió de ser muy del agrado de la nueva dirección de Andrómaco, en manos alemanas, y al final de 1999 hube de dejar el laboratorio con suma tristeza. Según mi extraordinaria secretaria, Sagrario, por mi brillantez y mi forma de actuar haciendo el bien y pensando que «todo el mundo era bueno». Son sus palabras. Yo añado: quizá ese fuera el precio que pagué tras ese *tourbillon de gloire* (torbellino de gloria). Como en la película.

Since 1940 I have frequently made serendipitous discoveries.
Certainly such discoverie depends on the prepared mind.

Derek H. R. Barton, prólogo del libro Serendipity,
Poyston M. Roberts, 1989

Capítulo 7

Nuevos sueños científicos: *serendipity* y el *Phlebodium decumanum*

Y de la forma descrita en el capítulo anterior acabó mi torbellino de gloria, sin ser consciente de lo que se estaba tramando a mi alrededor. Nunca tuve sensación de rencor frente a nadie; siempre intenté ayudar a todo el que me pedía algo, ya fuera en forma de apoyo científico o humano, y nunca pensé que mi comportamiento directo, desenfadado, sin fisuras y sin retruécanos pudiera crear un sentimiento de animadversión en alguien, y menos aún de odio. Odio a mi forma de ser, odio a mis conocimientos y títulos universitarios, odio a mi pasado académico, odio a mi forma de compartir todo. Odio, en definitiva, a mi quehacer diario. En aquel lúgubre período en el que me preguntaba una y otra vez por lo que yo había podido haber hecho mal, pensaba en mi comportamiento. ¿Acaso hubo alguna vez algún gesto de superioridad por mi parte? Desgraciadamente, mi amigo Antonio no estaba conmigo y no podía decirme si ese aire de superioridad mío surgió en algún momento sin yo advertirlo. Con la nueva dirección de Andrómaco, ya cien por cien alemán (Grünenthal), cambió radicalmente el ambiente y mi alegría por el trabajo de cada día empezó a degradarse a partir de 1995. Las grandes ilusiones se tiñeron de tristeza y mi corazón se oscureció, como en el gran cante del Beni de Cádiz que empezaba por:

Yo tengo el corazón a oscuras,
mi calle está sin farolas
y, en cambio, tu plazoleta está llena de hermosura.

Sí, mi corazón se quedó a oscuras, pero mis arrestos científicos no iban a dejar de agitarse, apareciendo de nuevo en mi vida la *serendipity*.

El sorprendente mundo de las polipodiáceas hondureñas

Mi incorporación a Andrómaco a finales de 1988, después de mi etapa alcalaína, coincidió con el interés de este laboratorio por una planta hondureña de nombre *Polypodium leucotomos*. En mi pasado francés figuraba un capítulo científico con un helecho de nomenclatura *Polypodium vulgare*, cuya poca abundancia en nuestra península Ibérica me hizo pensar siempre en que no era «tan *vulgare*» y acabé bautizándolo como «*Polypodium no tan vulgare*». El *Pteridium aquilinum*, helecho que, por su abundancia y contenido en quercetina, constituyó la tentación de más de un desaprensivo, sí que era fácilmente recolectable. No fui muy afortunado en mi búsqueda de *Polypodim vulgare* en las proximidades de Madrid. Lo encontré —no en gran abundancia— en mi deambular por algunas etapas del Camino de Santiago, en tierras de Lugo. El *Polypodium vulgare* del bosque de Fontainebleau, en las cercanías de París, fue una ayuda inestimable en mis estudios de los eslabones intermedios en la biosíntesis de fitoesteroles. Creyeron en Andrómaco que yo era un gran experto en polipodiáceas... La realidad era muy otra.

En efecto, Andrómaco tenía un gran interés en el llamado *Polypodium leucotomos* de Honduras y yo iba a ser el encargado de aclarar los misterios que flotaban en torno a esta «planta mágica». Honduras había prohibido su suministro —rizoma o fronde—. No fue fácil aclarar el enigma y opté por resolver el problema a través del CNRS francés (Pierre Potier) y de nuestro común gran amigo Aimé Broin, artífice de Sedaherb. Un día recibí en Madrid un precioso regalo de M. Broin: veinte kilos de rizoma de *Polypodium leucotomos*. Al tiempo, recibí una llamada telefónica de Pierre Potier, sonoro y jocoso como siempre, preguntándome: «*Alors, que est-ce que vous, les espagnols, avait fait aux Honduriens? Ils sont très fâchés avec vous*» («Bueno, ¿qué le habéis hecho los españoles a los hondureños? Están muy enfadados»). En ese momento empezó la historia de las polipodiáceas hondureñas, historia que dura ya más de treinta años. A estos helechos, a Honduras y a todos los avatares científicos y humanos de estos largos años debo el haber conservado mis grandes ilusiones y el haber sido el centro científico de todos los trabajos llevados a cabo en Honduras, Estados Unidos (Miami, Boston), Francia (París, Clermont, Bergerac) y España (Madrid, Granada).

Pero antes de sumergirme de lleno en hablar de estos inacabables proyectos de investigación, quiero dejar claro el entramado que me encontré a finales de 1988 y cómo hube de maniobrar para que toda la maraña se fuera despejando. Me aventuré a ir a Honduras a entrevistarme con el entonces ministro de Desarrollo —ya sin mi «disfraz» CNRS—, quien me recibió preguntándome si yo era «otro español que venía a engañarles». El recibimiento no pudo ser menos amable. Lo tranquilicé explicándole que yo venía a hacer un trabajo serio de I+D. Le debí de dar confianza y empezó a quedarme diáfano todo lo que había sucedido y cuáles eran los actores principales de esta historia:

- Honduras no tenía reservas petrolíferas, pero creía poseer lo que llamaban el «petróleo verde», en forma de *Polypodium leucotomos*.

- Un laboratorio español había prometido introducir ese «petróleo verde» en todo el mundo farmacéutico. Este laboratorio había logrado dos registros farmacéuticos en España, en la época de escasez de exigencias técnico-científicas para un registro de una especialidad farmacéutica.

- Andrómaco, con mi apoyo científico y por iniciativa mía, quería realizar un trabajo serio de I+D en apoyo de uno de esos registros que había adquirido.

- El Gobierno hondureño, por desavenencias con el laboratorio español, había decidido bloquear la salida de material vegetal de Honduras. De hecho, la plantación de

Polypodium leucotomos estaba abandonada y había sido engullida por la pujante vegetación de la selva.

- La única opción era comprar el terreno de la plantación, de propiedad estatal, y empezar de cero.
- Grünenthal, socio alemán de Andrómaco, no veía este proyecto con buenos ojos.
- Cantabria, filial de Andrómaco, se hizo cargo de la operación a través de la compañía Helsint S. A. L., de Granada.

El proyecto me atraía. Por lo que contaban, aquello me sonaba a un nuevo BRM de élite. Y por eso di mi total apoyo al proyecto y recomendé a Andrómaco seguir adelante con su filial Cantabria y Helsint S. A. L., de Granada. Los socios alemanes no querían saber nada de este proyecto porque, como manifestaron en alguna ocasión, ellos «no eran agricultores». Desde mi incorporación a mi nuevo laboratorio, incluí este proyecto en mis actividades normales en el campo del desarrollo de nuevos productos y licencias. Compaginaba este atractivo proyecto con los que llevaba a cabo en la otra parte del mundo. Mi actividad era explosiva, llegando a viajar alguna vez desde Tokio a Tegucigalpa, haciendo escala de una noche en Madrid, con el tiempo justo de cambiar de maleta. Pero el proyecto BRM, con la incorporación de Honduras, merecía esos esfuerzos. Y lo abracé con todo mi entusiasmo.

La herencia recibida por Cantabria en Honduras a través de Helsint estaba constituida por los terrenos de una plantación abandonada en las cercanías del lago Yojoa, un laboratorio industrial, también abandonado, en El Picacho —una montaña cercana al parque de La Tigra, en las afueras de Tegucigalpa— y «una» planta a la que se atribuían propiedades curativas en enfermedades como psoriasis y vitíligo. Las comillas del «una» tienen su explicación: el nombre «calaguala» se aplicaba no solo al *Polypodium leucotomos*, sino a plantas muy próximas cuyos ramilletes se exhibían y vendían en los mercados «para las enfermedades de la piel, tumores, infecciones, etc.». Y aquí decidí iniciar una etapa de búsqueda de la planta y sus aplicaciones. Pronto comprobé que estas curaciones milagrosas de la medicina empírica son o bien algo en lo que creer o rechazar sin más, o bien pensar que en todas las enfermedades hay una raíz de disfunción inmunitaria que hay que explorar. Esta última posibilidad fue la hipótesis de trabajo a la cual me aferré y con la que me puse a trabajar de inmediato, al tiempo que inicié todas mis actividades científicas en el campo botánico con distintos centros de referencia internacionales, como la Universidad de Uppsala, la Universidad de Chicago, la Escuela Agrícola Panamericana Zamorano y el jardín botánico de Madrid.

A esto me llevaron las búsquedas bibliográficas, de las que resalto en especial la comunicación presentada en la Real Academia de Farmacia de Sevilla en 1805 por Hipólito Ruiz, de título: «Sobre la legítima calaguala y otras dos raíces que con el mismo nombre nos vienen de la América meridional». En el artículo III de la citada presentación de Hipólito Ruiz se hacía una referencia a «las virtudes y usos de la legítima calaguala o ccallahuala, de las otras especies admitidas como tales en el comercio y del único arbitrio para remediar las mezclas de otras raíces con la verdadera». Es a partir de este momento cuando se introduce el nombre de *Polypodium calaguala Ruiz*. Más modernamente, y recogiendo el testimonio del uso empírico de los helechos tropicales agrupados bajo esta denominación, se ha podido actualizar la información sobre el helecho *Phlebodium decumanum* y otros helechos tropicales estrechamente relacionados y agrupados bajo el nombre de ccallahuala o calaguala, que han sido utilizados de forma empírica en Honduras y otros países de Centro y Suramérica desde tiempos remotos para mejorar la salud en una amplia variedad de situaciones relacionadas con procesos inflamatorios y trastornos dermatológicos. Se describían en aquella comunicación tres plantas muy próximas, que parecen corresponder a la nomenclatura actual de *Phlebodium decumanum, Phlebodium aureum* y *Phlebodium pseudoaureum.*

Mi implicación en el proyecto calaguala fue total desde un principio, con el apoyo de la dirección —entonces española— de Andrómaco/Cantabria, encabezada por José Antonio Matji. Los dos primeros años de la «aventura» permitieron que Helsint, con el aval y apoyo científico de Andrómaco/Cantabria, adquiriera y pusiera en funcionamiento los terrenos de cultivo y las instalaciones industriales, abandonados años atrás. Mi papel consistía en controlar el buen desarrollo de los trabajos de puesta a punto de todo el proyecto para obtener y suministrar a Cantabria extracto de *Polypodium leucotomos*, ingrediente activo de su especialidad ya registrada, DIFUR. Solventado este primer escollo —disponer de extracto para poner en el mercado DIFUR—, comenzó el auténtico proyecto de gran contenido científico, que abarcaba un área enorme de trabajo: desde la identificación de la planta, su cultivo, estudios de sus extractos, actividad biológica de los mismos, selección del extracto purificado y estandarizado de la actividad mejor definida y exploración de sus aplicaciones clínicas.

La planta

Durante muchos años el término calaguala se utilizó para designar y comercializar de forma poco rigurosa al menos las tres variedades de *Phlebodium* mencionadas. Gracias a los trabajos llevados a cabo entre 1992 y 1996 por especialistas de las universidades de Uppsala (Suecia), Nacional Autónoma de Honduras (UNAH), Autónoma de Madrid y el jardín botánico de Madrid, fueron identificadas sin lugar a duda las dos variedades existentes en la plantación del lago Yojoa como monocultivos puros, pudiéndose afirmar que dicha plantación es la única existente en el mundo en la que se cultivan las dos variedades más comunes de calaguala, *Phlebodium decumanum* y *Polypodium leucotomos*. El procedimiento de cultivo tradicional a partir de plantas jóvenes silvestres, recolectadas en antiguas plantaciones de palmera africana, permitió la selección posterior de esporas de plantas adultas y el desarrollo de un método de propagación a partir de dichas esporas, combinando las fases de laboratorio y de campo y prescindiendo de la búsqueda de nuevas plantas en la naturaleza. Se asegura de esta forma la pureza botánica de ambas variedades y se contribuye de forma decisiva a la conservación de estas especies biológicas. Fueron estos años vitales para el comienzo del nuevo proyecto calaguala, basado en los nuevos monocultivos puros de la variedad *Phlebodium decumanum*.

El extracto

Los trabajos realizados en el laboratorio industrial de El Picacho, en Honduras; en el centro de investigación Andrómaco, en Madrid; en los laboratorios de Gif sur Yvette (CNRS, Francia) y en la Facultad de Farmacia de Granada (Departamento de Farmacognosia), completados con el seguimiento de los estudios de actividad biológica en el Centro de Biología Molecular Severo Ochoa de Madrid, permitieron seleccionar el extracto de fronde purificado y estandarizado, con un perfil analítico que demuestra la constancia en la composición de cada lote de producto obtenido (*batch to batch consistency*).

Actividad biológica

Los estudios de actividad biológica se centraron en investigar la posible acción reguladora del *Phlebodium decumanum* —una de las variedades puras de *Polypodium calaguala Ruiz*— sobre la disfunción inmunitaria (*immune dysfunction*) caracterizada por la liberación de mediadores (citocinas) responsables de la respuesta inflamatoria; es decir, su acción inmunomoduladora. A diferencia de muchos extractos naturales, que actúan de forma inespecífica sobre varias de las etapas de la «cascada inmunológica», las dos variedades de calaguala estudiadas han mostrado una actividad altamente específica sobre la fase inflamatoria de la respuesta inmunitaria (*immune response*), especialmente sobre la liberación de TNF por macrófagos y sobre los niveles de TNF circulante por acción sobre el receptor soluble sTNFII. Este dato experimental, junto con su poder antioxidante y su ausencia de toxicidad, explicaría por si solo los múltiples usos empíricos encontrados por las poblaciones indígenas desde tiempo inmemorial.

Mi actitud ante los «mejunjes» curativos de la llamada medicina empírica, en especial de la medicina de las poblaciones indígenas, ha sido siempre la misma: aplicar a esos «descubrimientos milagrosos» los postulados de la ciencia moderna para tratar de ver si esa «actividad milagrosa» tenía alguna explicación a la luz de los conocimientos científicos actuales. Y así hice con esos extractos de calaguala, tan queridos y tan utilizados en Honduras y otros países centroamericanos.

Etapas cubiertas en el largo período que va desde 1990

La selección de plantas fue una operación laboriosa y de constante control. En seguida comprendí que bajo el nombre calaguala existían varias plantas muy próximas de aspecto, pero diferenciables incluso por una persona no experta como yo. Estoy convencido de que también una nube de oscurantismo político se extendía cubriendo el interés científico y los conocimientos de los investigadores. La bibliografía consultada y los intercambios científicos con la Universidad de Uppsala y el Instituo Agroamericano Zamorano nos llevaron a las dos variedades más comunes de calaguala, *Phlebodium decumanum* y *Polypodium leucotomos*.

Se acepta hoy día que la respuesta inflamatoria se encuentra en la raíz de muchos procesos patológicos. De ahí que se dé una importancia primordial al estudio y control de las fases de dicha respuesta inflamatoria. Baste como ejemplo lo afirmado por A. H. Litchman a propósito de sus estudios en arterioesclerosis: *«How the immune system contributes to all phases of atherosclerosis».*

Numerosos estudios van encaminados hoy día al desarrollo de nuevas entidades químicas con capacidad para regular la liberación de TNF en la fase inicial de la respuesta inflamatoria. Hasta ahora, los resultados obtenidos con antagonistas del TNF no pueden considerarse satisfactorios por el riesgo de desencadenarse infecciones oportunistas e incluso alguna «tormenta de citocinas» de consecuencias fatales.

Siempre traté de dejar claro con dignidad y verdad científica que el *Phlebodium decumanum* no reúne los requisitos que se exigen hoy a un fármaco. La legislación actual no acepta el registro de especialidades farmacéuticas a base de extractos de plantas. No son suficientes el conocimiento del uso empírico histórico, los estudios analíticos con las técnicas más sofisticadas y los estudios modernos de actividad biológica. Cumple, sin embargo, con creces, con todo lo exigido para ser considerado como un alimento funcional o nutracéutico, definición de aquellos productos que, además de sus propiedades nutricionales, ejercen alguna acción beneficiosa sobre una o más funciones fisiológicas del organismo.

De Alma-Ata, del primer Congreso Americano-Caribeño de Enfermedades Infecciosas y Sida y del CBD (*Convention of Biological Diversity*): tres fechas para no olvidar

Con fechas 6-12 de septiembre de 1978 se celebró en Alma-Ata, ciudad de Kazajistán, la famosa conferencia auspiciada por la OMS, OPS y UNICEF cuyo lema fue: «Salud para todos en el año 2000». Se definió en ella la salud no como la ausencia de enfermedad, sino como el estado completo de bienestar físico, mental y social: un derecho humano fundamental en todo el mundo, que requería la acción de muchos sectores sociales, además del sector sanitario. Han transcurrido cuarenta años. Se centraba esta declaración —rimbombante como todas las declaraciones universales emanadas de los más altos organismos internacionales— en la atención primaria en salud como «la atención sanitaria esencial basada en la práctica, en la evidencia científica y en la metodología y la tecnología socialmente aceptables; accesible universalmente a los individuos y las familias en la comunidad a través de su completa participación y a un coste que la comunidad y el país puedan soportar». Me dije: «Con la lectura de estos principios básicos es más que suficiente». A esta declaración universal de principios se han ido incorporando a lo largo de los años las palabras de moda del momento, como fraternidad, sostenibilidad, globalización, etc., y frases hermosas, tales como: «Nos comprometemos a tomar medidas audaces y concretas para hacer frente a los retos del siglo XXI. Por la presente lanzamos un movimiento global en la búsqueda de la cobertura universal de salud y los objetivos de desarrollo sostenible». Esta última ha sido acuñada para celebrar los cuarenta años de la declaración original de 1978. No me resultaría extraño ver la incorporación de frases alusivas al machismo y a la violencia de género.

Presté mucha atención a la Declaración de Alma-Ata cuando empecé a moverme en Honduras en 1989. Yo quería creerme esos principios universales que nos deberían llevar a la salud para todos en el año 2000, y combinaba este principio básico con mis investigaciones en el campo de los helechos «milagrosos» hondureños y con la realidad que me encontraba en cada esquina, de gente caída con nulas posibilidades de superar el ansiado año

2000. No quería ser solo un investigador que trataba de explicar esas «curaciones milagrosas» a la luz de los conocimientos de la ciencia moderna. No podía dormir tranquilo únicamente con mis hallazgos científicos, ignorando lo que pasaba a mi alrededor. Me moví por las calles de Tegucigalpa, de San Pedro Sula y de núcleos de población cercanos; husmeé por los mercadillos a la búsqueda de plantas medicinales, calaguala y otras, y comprendí las carencias de una población que nunca llegaría al año 2000. Por mucho que me apresuraba a avanzar en mis investigaciones en aquel humilde laboratorio, no llegaba a explicaciones científicas contundentes para justificar el uso empírico de las plantas de calaguala en tantas enfermedades. Sí, con ese extracto estandarizado y purificado de fronde de la variedad pura *Phlebodium decumanum* podría regular esos «disparos de TNF» e impedir la evolución fatal de enfermedades como la infección por VIH y el cáncer. Tenía base científica para ello. Y después de largas jornadas de trabajo en la soledad de mi laboratorio, bajaba de aquellas alturas a mi hotel feliz de mis resultados, pero pensando siempre en aquellos pobres que malvivían esperando su fin. Y sin olvidar la bonita frase: «Salud para todos en el año 2000». Y por fin llegó lo inesperado, la *serendipity*, las sorpresas no esperadas, los hallazgos que surgen sin buscarlos. Y recordando siempre a mi amigo el Dr. John Housley cuando me calificó como *serendipitous*, años atrás en Nottingham. Sí, mis trabajos con *Phlebodium decumanum* se vieron impregnados de *serendipity*, muy especialmente desde la última parte del año 1997 y aquellos primeros días de 1998.

Aquel vuelo de AA de Miami a Tegucigalpa

Desde 1989 era una costumbre en mi vida pasar mis vacaciones trabajando en Honduras. Tenía que hacer algo para que el famoso lema «salud para todos» fuera una realidad, por lo menos en mi entorno. Y mi entorno era en aquellos momentos Honduras. Debo aclarar que aquellos días de «vacaciones» eran muy gratificantes para mí. No tenía la sensación de quedarme sin vacaciones ni de «sacrificarlas» por trabajar. Bien al contrario, siempre agradecí la satisfacción que me producía hacer que mis investigaciones pudieran servir a los demás, en especial a aquellas poblaciones indefensas ante la enfermedad. Acostumbraba siempre a dedicar mis vacaciones españolas a trabajar en Honduras y un día, en un vuelo de American Airlines, surgió otra sorpresa «serendipitosa» en mi vida. Viajaba en un asiento contiguo al mío una señora a la que califiqué como «gringa» por su aparente obesidad y con la cual no intercambié palabra alguna. Al aproximarnos al aeropuerto de Tegucigalpa, dije algo así como: «Y ahora, el peor momento del día; espero, Dios mío, que esto acabe bien y no nos estampemos contra la montaña». Mi compañera de viaje exclamó: «¡Ah, pero usted no es gringo!». En efecto, ninguno de los dos éramos gringos.

Ella no era una gringa obesa. Delmy, ese era su nombre, pertenecía a una familia emprendedora hondureña. Bien situada socialmente, joven viuda, se había hecho cargo de los negocios familiares y su apellido —el de su marido—, Jaar, sonaba muy bien en la alta clase hondureña. Venía de Houston, donde la estaban tratando de un lupus eritematoso sistémico. Su aspecto delataba que estaba sometida a altas dosis de corticoides. No podía creerse que yo conociera tan bien su país y que estuviera investigando para, con el concurso de algunos amigos médicos hondureños, mejorar la salud de la gente. Más difícil le resultaba a Delmy no haberme encontrado en alguno de sus círculos de amistades, al saber que yo llevaba muchos años yendo a Honduras cada dos meses. Yo le decía con toda simplicidad que mi tiempo en Honduras, día y noche, lo empleaba para avanzar en mis investigaciones.

¡Eso no podía ser!, me respondió. Y decidió, con mi asentimiento, organizar una cena en su casa para que me conocieran sus amigos y me escucharan. Entablé una buena amistad con Delmy, extraordinaria persona a quien, con el acuerdo de sus médicos, se le fueron administrando cápsulas de *Phlebodium decumanum*, que permitieron ir disminuyendo paulatinamente aquellas altas dosis de prednisona desde los sesenta miligramos al día a un testimonial miligramo diario. Conocí, gracias a Delmy, a personajes del mundo diplomático, de la alta política y de los negocios, todos muy lejanos de los suburbios en los que yo me movía. Pero debo reconocer que fui muy bien aceptado en esos medios y fui tratado con el máximo respeto y cariño. Yo hablaba de la salud para todos en aquellos núcleos que tenían todas sus necesidades cubiertas, incluidas las sanitarias en grandes centros de EE. UU. Intenté siempre hacer mi labor y solicitar ayuda para prestigiar la medicina hondureña, apoyándome en los grandes nombres, respetados en los centros norteamericanos de más prestigio, como los doctores Hernán Corrales, gran personalidad de la dermatología moderna en sus años de Harvard, más tarde en el Hospital Escuela de Tegucigalpa; Flora Duarte, eminente oncóloga, directora del Centro de Oncología Emma Romero de

Callejas; Norma de Solórzano, la mujer de la sonrisa permanente, dedicada en cuerpo y alma a sus enfermos de VIH-SIDA en el Instituto Nacional del Tórax, e Ivette Lorenzana, microbióloga de prestigio de la UAH. Con estas personalidades científicas colaboré y establecí unos lazos de amistad que perduran, habiendo vivido muy cercano a ellas más de un drama personal.

Un 21 de febrero cualquiera

El 21 de febrero es la fecha de mi cumpleaños. Recuerdo que, de niño y adolescente, la fecha importante en mi vida era mi onomástica: el 13 de junio, San Antonio de Padua, padre de la Iglesia, nacido en Lisboa y bautizado con el nombre de Nicolás. Mis primeros años en Madrid y, posteriormente, en París y en Filadelfia, transcurrieron viendo cómo la gente celebraba su cumpleaños madrileño, *leur anniversaire* francés y *their birthday* americano. Estas fechas pasaron por mi vida sin pena ni gloria. Fiel a mi espíritu pueblerino andaluz, seguía celebrando en secreto mi onomástica. Menos en secreto en Madrid, por coincidir con esa feria de San Antonio en el paseo de la Florida. Pasaron muchos años hasta que Honduras me llevó a recordar y celebrar mi cumpleaños. En este larguísimo período fui adaptando las fechas de mis viajes a Tegucigalpa: siempre había una alrededor del 21 de febrero. Llegó a ilusionarme compartir con mis amigos y colaboradores esa fecha; siempre había una sorpresa para mí. Pues bien, también fue un 21 de febrero el día en el que, gracias a Nancy, me encerré aún más en mí mismo y decidí ir más allá en mis investigaciones. Fue un día lleno de sorpresas, alegrías y perplejidades. Lo empecé como un día más de trabajo en el laboratorio de El Picacho, lugar frío, elevado a más de mil y pico metros, próximo a la selva de La Tigra, al que se accede desde Tegucigalpa por una tortuosa carretera que sube sin cesar hasta las cumbres más elevadas que rodean y encierran en su fondo a la ciudad. Fue allí, en aquel humilde laboratorio, donde he vivido muchos de mis grandes sueños de investigador.

Aquel 21 de febrero, después de trabajar desde muy temprano, oí música mejicana que se aproximaba. De pronto, se abrió la puerta y apareció un grupo de mariachis tocando y cantando. Me emocioné y decidí cantar con ellos mi canción mejicana preferida, uno de cuyos estribillos dice así:

> *Que me entierren en la sierra,*
> *al pie de los matorrales,*
> *y que me cubra la tierra,*
> *que es cuna de hombres cabales.*

La sorpresa, mayúscula, había sido preparada minuciosamente y con el máximo sigilo por dos de mis colaboradoras, Giovanna y Melit: sabían que era mi cumpleaños y que yo amaba los sonidos de Méjico. Correspondí con sincera y emocionada alegría. ¡Hay que situarse en aquellas alturas gélidas, solitarias y rodeadas de peligro para comprenderlo! Continué trabajando, convencido de que un día no muy lejano los resultados de mis investigaciones serían de ayuda para los enfermos de SIDA que morían sin tratamiento alguno por falta de medios.

Cuando permanecí con mis silencios en la soledad del laboratorio, uno de los guardianes armados que vigilaban día y noche el recinto vallado donde yo trabajaba me advirtió de dos cosas: de la aparición de una coral en la puerta del laboratorio y de la presencia de una señora con su hija, que pedía insistentemente entrar en el recinto para hablar conmigo. La señora, de aspecto muy pobre, venía a pedirme ayuda para su hija, de nombre Nancy, que había contraído «la enfermedad» (¡la palabra VIH-SIDA no se pronuncia en Honduras!) por una «imprudencia extramatrimonial». La pobre Nancy, de veinte años, parecía una vieja decrépita. Iba semioculta en un sucio ropaje y acurrucada en su madre. Habían subido desde Tegucigalpa a pie por aquella inhóspita y peligrosa carretera con la esperanza de que yo les haría caso. Dijeron saber que yo trabajaba allí arriba buscando «algo para la enfermedad». Les prometí mi ayuda, que se prolongó durante un par de años y que yo controlaba cada dos meses en mis visitas periódicas a Honduras. Les aconsejé que fueran al Instituto Nacional del Tórax, centro en el que mi amiga la doctora Norma de Solórzano las atendería con su sabiduría y humanidad. Yo era un simple investigador que trataba de hacer útiles mis conocimientos sobre el *Phlebodium decumanum*.

De esta forma se iniciaron mis relaciones con Nancy a través de su madre, quien me mantenía informado de la evolución de su hija en sus visitas al laboratorio de El Picacho cada dos semanas. Yo había dado instrucciones de que en cada visita le proporcionaran gratis cápsulas solo para dos semanas, como una forma de obligarla a venir, a fin de no perder el contacto y de mantenerme informado sobre la evolución de su hija.

A finales de junio, cuatro meses más tarde de aquel primer encuentro, recibí la visita de una chica joven, bien aseada y guapa. ¡Era Nancy totalmente recuperada! ¡No me lo podía creer! Venía a agradecerme todo lo que estaba haciendo por ella y a contarme algo que me había ocultado el día de la primera visita que me hizo con su madre: aquel día ya estaba embarazada de varios meses y ahora —hacía dos semanas— había dado a luz una niña muy guapa y, afortunadamente, VIH (–). Le pedí que no dejara de tomar las cápsulas y le recomendé que ordenara su vida y que siguiera tan guapa, evitando nuevas aventuras del sexo. Así continuó esta historia. Nancy seguía bien, seguía guapa, y yo se lo hacía saber cuando venía a verme en mis viajes a Honduras.

Todo se truncó a los dos años de conocerla. Tanto su madre como ella desaparecieron sin dejar rastro. Pedí a mi amiga Norma que tratara de localizar a Nancy. ¡Imposible! Encargué a Luis, uno de mis ayudantes, que conocía el mundo marginal de Tegucigalpa, que la buscara. ¡Nada que hacer! Pasó el tiempo. Un día apareció su madre en El Picacho y me dio la noticia: Nancy había fallecido a causa de las secuelas de la infección por VIH. Cuando se sintió bien se abandonó, dejó de tomar las cápsulas y volvió a las andadas, hasta que la enfermedad la encaminó al cruel y triste final de los enfermos terminales de SIDA, que, desgraciadamente, tan bien conozco. Según su madre, siempre tuvo un recuerdo para mí. Se negó a abortar y dio a luz pensando que con mi recuerdo su hija iba a nacer bien y sin el virus. Al recaer en su enfermedad, casi dos años más tarde, prohibió a su madre que volviera a El Picacho: no quería que yo supiese dónde estaba y en qué estado de degradación se encontraba. Su madre se comprometió a no decirme nada hasta su fallecimiento. No tuve fuerzas para rebatir su decisión de haberme mantenido al margen de lo que estaba pasando. Aún me pregunto si, informado a tiempo, podría haberla recuperado como la primera vez.

Han pasado algunos años y, a veces, pienso en la Nancy que pasó de harapienta y enferma aquel 21 de febrero del 98 a guapa, aseada y con humilde elegancia meses más tarde. Ella me abrió la vía para ayudar a otros enfermos de VIH. Aquel verano/otoño del 98 empecé a ocuparme de los primeros niños enfermos de VIH en San Pedro Sula, peligrosa ciudad del norte de Honduras, con las tasas más altas de SIDA de toda Centroamérica. Estos niños, infectados y abandonados, huérfanos de madres fallecidas de SIDA en casas de prostitución, comenzaron a encontrar cobijo en la Fundación Amor y Vida. A ellos me dirigí aquel último día de agosto de 1998, siguiendo la senda marcada por Nancy. Con la confianza depositada en mí por María Elena Micheletti y el Dr. Jovel, ambos impotentes y sin fuerzas para detener los fallecimientos de aquellos pequeños, empecé a auxiliarlos con jarabe de *Phlebodium decumanum* y/o *Polypodium leucotomos*. Años después he podido visitar a algunos de aquellos pequeños, hoy con edades de 13-16 años, aún protegidos por la Fundación y hospedados en el nuevo hogar en la colonia del Valle, en San Pedro Sula. No puedo dejar de preguntarme qué habría sido de Nancy de haber seguido cercana a mí.

Esta es la pequeña historia de Nancy y de su aparición en el laboratorio de El Picacho un lejano 21 de febrero, en el que yo entoné el estribillo que empezaba por «*Que me entierren en la sierra*» con acompañamiento mariachi. La mejoría de Nancy en los meses posteriores me ayudó a confirmar mi hipótesis sobre el mecanismo bioquímico de acción del *Phlebodium decumanum*. Aparecieron en mi vida nuevos personajes, surgieron nuevas ilusiones. Todo me ayudó a soñar y a contar y cantar mis sueños en el lago Yojoa, paraíso de la pesca y de otras cosas, como yo mismo lo definí un día. Se incorporaron a mi vida nuevos nombres y nuevas historias, surgidas en lugares tan dispares como en un vuelo de Miami a Tegucigalpa, en el Centro de Oncología Emma Romero de Callejas, en la sede de la Asociación de la Lucha Contra el Cáncer de San Pedro Sula, en los suburbios y en la vida nocturna de San Pedro Sula, en la Universidad de Miami o en el Hospital MD Anderson de Houston. Todas fueron ocasiones para explicar, a veces con vehemencia, mi aventura científica de tantos años de investigación con las polipodiáceas hondureñas del género *Phlebodium*.

Mirando de nuevo hacia atrás, vuelvo a sentirme orgulloso de la ortodoxia científica con la que planteé mis investigaciones. Pero eso no es todo. Tuve la gran suerte de lo inesperado, de lo que no se busca. ¡La famosa *serendipity*! Y, además, apareció Nancy un día de música de mariachis: me ayudó a encontrar el camino y decidió morir lejos y en silencio...

30 de agosto de 1998. Mi aparición en la Fundación Amor y Vida

El drama de Nancy llenó mi vida de nuevas ilusiones. En mi escudriñar los vericuetos de la miseria hondureña, descubrí la existencia de la Fundación Amor y Vida en San Pedro Sula, la ciudad del vicio y del pecado, según los propios hondureños. Un grupo de señoras, movidas por María Elena Micheletti, se dedicaba a recoger niños abandonados que habían quedado huérfanos en casas de prostitución tras el fallecimiento de sus madres, enfermas de la infección VIH-SIDA. Estas señoras habían improvisado un pequeño hogar para recoger a estos niños y prestarles alguna ayuda: alimentación y cierto confort. Los últimos días de aquel mes de agosto, confiado en la mejoría constatada de Nancy desde que empezó a tomar las cápsulas de *Phlebodium decumanum* que yo le recomendé, decidí hacer algo y me planteé muy seriamente no quedarme quieto ante el drama hacia el que la sociedad hondureña volvía la espalda. Tuve el apoyo de mis amigas Norma —neumóloga— e Ivette —microbióloga— y del padre Ramón, sacerdote católico *granaíno* de Guadix, que había decidido instalarse en Honduras y recoger a esos enfermos adultos que se arrastraban por las calles esperando su muerte. Quiero destacar a este gran Ramón, que, junto con el padre Patricio, se dedicaba en silencio, con sonrisa y socarronería accitana, a esta labor. Preparé un jarabe de *Phlebodium decumanum* con el que me embarqué en un todoterreno de Tegucigalpa a San Pedro. ¡Qué horror de viaje! El agua que caía a cántaros hizo que me detuviera en varias ocasiones buscando los altos de la carretera por temor a ser arrastrado por la lluvia torrencial en las zonas bajas o en las hondonadas. En esos momentos pensaba en un cante por bulerías que hacía referencia a la lluvia y que me hacía pensar en los trabajadores de la plantación de *Phlebodium decumanum*:

> *Carambita con tanto llover.*
> *Yo tengo las manitas rotas*
> *de sembrar y no recoger.*

Aquello fue el preludio de la terrible tormenta tropical Mitch, desencadenada algún tiempo después, el 23 de octubre. Me hospedé esa noche en el hotel Copantl a la espera de acercarme al día siguiente al hogar de la Fundación Amor y Vida.

No fue tarea fácil. Ningún taxista quería aventurarse conmigo a ir al hogar de la Fundación Amor y Vida. Era preciso atravesar aquellos barrios controlados por las maras más violentas. Lo logré y desde aquel día tuve paso libre por aquellos barrios peligrosos. Me dejaban atravesar aquel enjambre de peligrosidad porque, según ellos, yo iba a hacer el bien. Llegaron a llamarme «el benefactor hondureño». Ni lo pretendí ni lo fui. Solo llevaba *in mente* aquello de: «Salud para todos en el año 2000». Yo explicaba sin cesar que era únicamente un investigador que quería ayudar con lo que tenía a mano, a la espera de que tuviéramos acceso a los medicamentos del mundo occidental. Mi llegada al hogar de la Fundación Amor y Vida fue sorprendente, emotiva y «de otro mundo», como decía María Elena Micheletti, presidenta de dicha Fundación. Había en aquel momento ocho niños de edades comprendidas entre los nueve meses y los ocho años, todos afectados de infecciones oportunistas acompañando a su infección principal por VIH. El Dr. Jovel, pediatra en el gran hospital del lugar, el *Mario Catarino Rivas*, hacía lo que podía. Lo único que teníamos a mano era el jarabe de *Phlebodium decumanum*, que hizo su efecto. Yo había leído una publicación sobre el cuadro que se crea cuando, por un mal funcionamiento del sistema inmunitario, se llega a la formación de lo que en las revistas científicas anglosajonas se conoce como *cytokine soup*, esto es, un magma de citocinas proinflamatorias que hay que deshacer. Y esto se lograba con el *Phlebodium decumanum*. Pues sí, logramos deshacer aquel entuerto y los niños, incluido el negrito de nueve meses con una grave infección respiratoria, empezaron a mejorar. Me mantuve en contacto en todo momento con el Dr. Jovel y con María Elena Micheletti. Los fallecimientos por infección respiratoria habían cesado; aquellos ocho niños siguieron recuperándose y, con otras ayudas, se pudo construir otro hogar que pude visitar en su fase de construcción y, posteriormente, de funcionamiento. En mi última visita, en 2014, había alojados cuarenta niños, siete de los cuales eran los que yo conocí en mi primera visita. Solo habían tenido un fallecimiento.

El Jackson Memorial Hospital de Miami

Estaba claro que los resultados que iba obteniendo eran esperanzadores, pero se trataba de casos aislados. Era preciso llevar a cabo un ensayo clínico controlado con un equipo que tuviera los medios necesarios. Recurrí al Dr. Klaskala, que lideraba un equipo en el Jackson Memorial Hospital. Este gran hospital, hoy con 1.550 camas, estableció en 1986 el llamado SFAN, siglas correspondientes al *South Florida AIDS Network*, para captar y servir a pacientes de variadas culturas y lenguas afectados por VIH-SIDA. Pronuncié una conferencia que empezaba con una diapositiva en la que había escrito la palabra *serendipity*. Expliqué su significado y desarrollé mi conferencia en inglés, recalcando que lo que iba a contar era una *serendipitous story*. Aquella historia «serendipitosa» tuvo gancho y el propio Dr. Klaskala se comprometió con su equipo del Jackson Memorial a hacer el seguimiento analítico de las cargas virales en las muestras de sangre de los pacientes con la enfermedad VIH avanzada. Me ocupé de seleccionar a los enfermos y de diseñar el ensayo clínico con cuarenta pacientes, veinte de los cuales recibirían durante seis meses seis cápsulas de *Phlebodium decumanum* al día, en tres tomas de dos cápsulas. A los otros veinte se les suministraría placebo, al no disponer de ningún fármaco de referencia. Fue mi responsabilidad, además, preparar y etiquetar todas las muestras. El Dr. Klaskala, junto con las doctoras Norma de Solórzano e Ivette Lorenzana, se ocuparía de recoger las muestras biológicas para su traslado y estudio en el Jackson Memorial Hospital, en Miami.

Los resultados fueron considerados altamente satisfactorios: las cargas virales en los enfermos tratados se redujeron en un 70 por ciento, con una mejoría apreciable en el estado de salud general. La contribución de las doctoras Norma de Solórzano e Ivette Lorenzana y del padre Ramón fue decisiva para llevar a buen término el ensayo, que pudo completarse con la colaboración del Dr. Klaskala y su equipo en Miami. Yo fui el encargado de exponer los resultados de este estudio en el I Congreso Centroamericano de SIDA. Se incluyeron en mi presentación los obtenidos por el Dr. Jovel en un grupo de niños en el Hospital Mario Catarino Rivas de San Pedro Sula. El título de mi conferencia fue: «*EXPLY (Phlebodium decumanum) in persons with HIV-1 infection in Honduras: markers of disease progression*. Primer Congreso Centroamericano de SIDA, San Pedro Sula, 7-10 noviembre de 1999».

Mi seminario en Miami y los resultados del ensayo clínico en enfermos de VIH despertaron el interés de algunos oncólogos, que escucharon por primera vez aquellos nuevos conceptos de control de la liberación de TNF por macrófagos, de la regulación de los receptores solubles sTNFII y de la *cytokine soup* y decidieron por su cuenta administrar cápsulas de *Phlebodium decumanum*, conjuntamente con los tratamientos de quimioterapia convencional. Parece que la regulación de los niveles de TNF ayudó mucho a aquellos enfermos. Me vi, pues, obligado a hablar de *serendipity* y regulación de la disfunción inmunitaria caracterizada por la acción de niveles incontrolados de TNF en varios centros de oncología, de los que resaltaré el centro Emma Romero de Callejas, en Tegucigalpa, dirigido por la doctora Flora Duarte, y el grupo de leucemias del Hospital MD Anderson, en Houston.

El Centro de Oncología Emma Romero de Callejas, 1998

Estos resultados me llevaron a entrar en contacto con la doctora Flora Duarte, figura eminente de la oncología hispanoamericana y directora del gran centro de referencia en oncología *Emma Romero de Callejas,* situado en Tegucigalpa. Las actividades de la lucha contra el cáncer en Honduras se iniciaron en 1979 con la creación de la ALHCANCER (Asociación Hondureña de la Lucha contra el Cáncer), aunque el centro como tal inició sus trabajos en 1991, con unos principios encaminados a reducir la incidencia y mortalidad del cáncer a través de la educación, detección temprana, diagnóstico rápido y alta tecnología, atendiendo sin distinción social, edad o género. La doctora Duarte gozaba ya de gran prestigio no solo en Honduras e Hispanoamérica, sino también en España y en los Estados Unidos. Tenía, además, fama de ser una mujer de comportamiento seco y duro. Pues bien, una mañana recibí una llamada de teléfono de la propia doctora Duarte, invitándome a dar una conferencia en su centro; asistió como una alumna más y fui tratado con toda cortesía. Era a mediados del mes de noviembre. Solo pude comentar con mis amistades que me había parecido una mujer muy amable. Mi conferencia versó sobre el papel de la disfunción inmune en la evolución del proceso oncológico.

Volví por Honduras a los cuatro meses y, de nuevo, tuve una llamada de teléfono de la doctora Duarte, invitándome a dar una conferencia y añadiendo: «Sé que es usted madrugador, por lo cual no le importará venir a dar esa conferencia a las 7.00 h». Agradecí mucho esta nueva invitación, añadiendo: «Siento decirle, doctora Duarte, que en este tiempo no he aprendido nada nuevo». Su respuesta fue contundente: «Tengo nuevos residentes que quiero que le oigan y aprendan de usted». Y volví a encontrarme en aquel anfiteatro hablando de cómo la evolución del proceso oncológico podría estar muy relacionada con la disfunción inmunitaria, caracterizada por la liberación incontrolada de citocinas proinflamatorias, TNF e IL-1 especialmente. En un momento de mi conferencia me pidió la doctora Duarte subir al escenario para «criticar» mis escrúpulos científicos a la hora de presentar con todo mimo mis resultados y revelando la evolución tan positiva que había observado en un grupo de enfermos a los que había tratado con *Phlebodium decumanum* desde el día de mi primera conferencia, cuatro meses atrás. Nos convenció a todos al decir que ella hablaba con su autoridad de oncóloga sobre la evolución clínica de sus pacientes. Me pidió a continuación que siguiera hablando de mis investigaciones.

Continué mis buenas relaciones con la doctora Duarte y un buen día, invitado a dar una conferencia ante los oncólogos de San Pedro Sula, me llevé la gran sorpresa de ver llegar a Flora Duarte directamente del aeropuerto. Había venido con dificultad por el temporal de agua desatado en el aeropuerto de Tegucigalpa, pero no quería perderse mi conferencia. Me dijo, bromeando: «Me informaron mis amigos de San Pedro de su conferencia y decidí venir para que no se encontrara solo y vulnerable frente a mis colegas». Recuerdo que mi conferencia fue muy brillante. Habían transcurrido un par de años desde mi última intervención en el centro de oncología de Tegucigalpa; mis investigaciones habían avanzado más y hablé con más seguridad sobre *the cytokine soup*, TNF, *cachexia* y, por supuesto, *serendipity*. Aquel día, después de mi conferencia, invité a la doctora Flora Duarte a volver en coche conmigo a Tegucigalpa, no sin detenernos antes en la espléndida plantación de *Phlebodium decumanum* del lago Yojoa. Fue un día para recordar siempre. La doctora Flora Duarte me pidió autorización para arrancar unos ejemplares de *Phlebodium decumanum* que, ya en Tegucigalpa, replantamos en el jardín de su casa.

El Hospital MD Anderson de Houston

No era mi primera visita a este hospital. Había estado años antes para hablar, sin éxito, del papel del TNF y de su inhibición en la evolución del proceso oncológico. Mi visita en 2004 era bien distinta y estaba relacionada con el *Phlebodium decumanum*. Descubrí una publicación en la revista científica *Cancer letters*, firmada por varios autores, entre ellos el Dr. Aggarwal, en la cual detecté muchas imprecisiones. Se referían los autores a la actividad biológica de los extractos metanólicos de fronde de *Phlebodium decumanum* frente a algunas células tumorales y aparecía un dibujo muy parecido a uno mío, cuya diapositiva había mostrado en más de una de mis conferencias. Era una elipse en cuyo centro aparecía TNF como inductor y en la superficie algunas patologías que iban desde SIDA a cáncer, pasando por lupus eritematoso sistémico, artritis reumatoide, fibromialgia, síndrome de sobreentrenamiento, etc. El Dr. Aggarwal, muy agresivo, me hacía ver que en aquella diapositiva yo mencionaba únicamente al TNF y en la suya, un calco de la mía, en el centro de la misma aparecía *TNF superfamily*. Mi crítica fundamental era sobre sus supuestos extractos metanólicos, que yo conocía muy bien: son carbones insolubles y ellos los describían como líquidos viscosos miscibles con agua. En un momento de la agria discusión, el Dr. Aggarwal, molesto —al parecer— con mis trabajos con el TNF, afirmó que el TNF lo había descubierto él. En ese punto me sentí obligado a aclarar que los viejos tratados de medicina trataban de la caquexia y de la caquectina o factor de caquexia. Cierto era que el TNF y su estructura de proteína dimérica de unos 220 aminoácidos habían sido bien estudiados en 1984 por Aggarwal y su equipo. La segunda impertinencia estaba relacionada con mi teoría sobre la relación entre los niveles de TNF y la evolución del proceso oncológico. No convencí a nadie al decir que aquello era una hipótesis de trabajo. Bien, todo «medio» acabó ahí al intervenir yo de nuevo aclarando que los extractos purificados de *Phlebodium decumanum*, como otros muchos extractos naturales, ejercían su actividad biológica como tales, como un todo, y que sería poco menos que imposible el separar una entidad química única responsable de dicha actividad.

3 de febrero de 2006. El CBD (*Convention of Biological Divesity* o, en español, Convenio de la Biodiversidad)

Todo empezó en 2002-2003. El Ministerio de Industria, Innovación Tecnológica, Ciencia y Tecnología, o como fuere, se interesó por mis «éxitos» con la temible oficina de patentes estadounidense. Me limité a decir que me había sido muy fácil y que todos los problemas de fracasos de empresas españolas radicaban en la pobreza de resultados y en la horrible versión inglesa de la patente, que a su vez venía de una horrible versión española. Mi caso era distinto: yo escribía directamente en un inglés correcto. Cuando era preciso obtener la versión española, lo hacía sin dificultad, porque tanto mi inglés como mi español eran muy correctos. Ahí empezaron mis relaciones bajo los mandatos de Piqué y, después, de Ana Birulés como ministros.

El título de aquella patente estadounidense, número 6228366, redactada por mí, es:

WATER-SOLUBLE FRACTIONS OF PHLEBODIUM DECUMANUM AND ITS USE AS NUTRITIONAL SUPPLEMENTS IN AIDS AND CANCER PATIENTS.

Parece ser que, según me contó algún miembro de la delegación española (representantes de los ministerios de Ciencia y Tecnología y Medio Ambiente) en la reunión plenaria del CBD, celebrada en Kuala Lumpur en 2004, se habló mucho de mi contribución a la protección de la biodiversidad. De hecho, la delegación española me mostró unas fotos de «mis andanzas», sacadas de la revista *MARCHAMOS*, órgano de difusión de la

OEPM (Oficina Española de Patentes y Marcas), que estuvieron expuestas en unos paneles durante todo el congreso. Expliqué que lo único que había hecho yo era asegurarme de que la planta *Phlebodium decumanum* no sería destruida por los incendios forestales provocados en la estación seca centroamericana. ¿Cómo lo había hecho? Recogiendo esporas sanas del helecho tropical y depositándolas en una colección internacional de especies biológicas para conservar en el organismo internacional de depósito de especies biológicas, de siglas NCIMB, en Escocia, junto con un método de reproducción de esas esporas que habían desarrollado con anterioridad varios laboratorios bajo mi dirección.

De todos estos contactos surgió la propuesta de la Secretaría General de la ONU, de quien dependía el CBD, para que yo diera una conferencia en inglés en la reunión plenaria del CBD, que se celebraría en Granada (España) en febrero de 2006. Así lo hice, advirtiéndoles de que mis trabajos en Honduras iban mucho más lejos que una simple protección de la biodiversidad. Este fue el título de mi conferencia (algo largo porque quise abarcar todo lo que pensaba decir):

«The Phlebodium decumanum project. An experience of ABS in Honduras: innovation, co-development, biodiversity protection and patentability of inventions derived from natural resources».

4ᵗʰMeeting of the Ad Hoc Open-ended Working Group on Access Benefit-sharing (Convention of Biodiversity). Granada, Jan 30-Feb 3, 2006.

A.Alcaide

(Traducción al español: «El proyecto *Phlebodium decumanum*. Una experiencia de ABS en Honduras: innovación, codesarrollo, protección de la biodiversidad y patentabilidad de invenciones derivadas de recursos naturales»).

Retazos del alma en este largo período

Empezó con mucha ilusión, declinó con gran amargura y volví a recuperar mis ilusiones y a ser el centro alrededor del cual volvía a girar un gran proyecto de investigación. Cuando me hicieron dejar Andrómaco comprendí que aquello se había venido fraguando lentamente, quizá desde el primer día en el que tuve una conversación con el nuevo director general alemán. Fue acaso en aquella primera ocasión en la que saqué a relucir mi supuesta superioridad. Era ya bien entrado el 95 cuando en una reunión que yo interpreté como despectiva hacia España, me limité a señalar que España, mi país, era miembro de la UE como Alemania, y que en el laboratorio había gente muy cualificada en lo científico y en lo técnico; yo mismo estaba en posesión de dos títulos de doctor, uno de ellos el inalcanzable —para muchos— *Dr ès Sc.* No quedó la cosa ahí. A la afirmación pública sobre que yo no leía el *ABC*, respondí: «No, no leo el *ABC* por el riesgo de clavarme la corona en el trasero, en caso de dejarme el periódico olvidado en una silla». (Esta ironía no es mía; creo que Forges había dicho algo parecido con anterioridad).

Continué trabajando bien; establecí relaciones científicas con la central de Grünenthal en Stolberg, en las cercanías de Aachen (Aquisgrán, en español) y palpé la supuesta «superioridad aria».

No me quiero explayar aquí con las pesadumbres vividas en aquella época, pero así llegamos hasta el último trimestre de 1999. Había resuelto algunos problemas técnicos importantes, como el relacionado con la calidad de los *micropellets* de omeprazol y de los comprimidos de nimodipino, con sus correspondientes estudios de bioequivalencia publicados en revistas internacionales. Pero aquello no contaba ya. Estaba escrito que un día sería despedido del nuevo Andrómaco, tras años de "desencuentros" con la nueva dirección: ¡quedó claro que mi estilo no gustaba!, aunque aún sigo haciéndome la misma pregunta: ¿por qué ese odio hacia mí? Así acabaron, al final de 1999, mis "ansias de gloria", al tiempo que aparecían otras. Recibí algunas llamadas de colegas de otros departamentos de investigación del grupo, felicitándome por "haber decidido continuar mi vida académica" y manifestándome al mismo tiempo su pesar por el vacío dejado. Pasé un negro período de mi vida, en el que los cimientos de seguridad, confianza en la gente, generosidad, esperanza en el futuro y nuevos sueños (¿de qué?) temblaron al principio, se resquebrajaron después y fueron recomponiéndose a medida que resplandecía la verdad. Ese período negro, iniciado en 1995 y agravado en 1999-2000, estuvo a punto de hacer trizas mi vida. No se trató únicamente de la «crisis laboral» que acabó con mi desvinculación de Andrómaco. La historia es mucho más compleja, con una vertiente humana dominada por mi tristeza, amargura y soledad. Al mirar hacia atrás, he de reconocer que ese período de gran actividad y brillantez profesionales estuvo dominado de forma larvada por la presión que el vacío de mi entorno profesional ejercía sobre mí y —de rebote— sobre mis fieles colaboradores. ¡Y yo sin querer darme cuenta! Me ayudaron una vez más la proximidad de mis colaboradores, en especial de mi secretaria, Sagrario; la verdad, que acabó resplandeciendo —sin yo buscarla—, y la letra de aquel luminoso fandango de Huelva, cantado con esa voz nítida de Paco Isidro, que me reconfortó y volvió a darme fuerza:

> *Yo tengo tres corazones.*
> *A mí no me afligen penas...*

Mi vida continuó con el convencimiento de que mis neuronas seguían funcionando con rapidez; mi brillantez mental estaba intacta. Dios me había dado buena salud y, lo más importante, seguía teniendo ilusiones, mis ilusiones de siempre: seguir haciendo investigación, seguir aprendiendo y seguir siempre compartiendo lo aprendido con gente que lo necesitara, seguir saliendo a disfrutar de la naturaleza y seguir contemplando el cielo obscuro por la noche, con sus millones de estrellas. Y, en noches de gran luna, hacerla cómplice de mis muchos sueños. Y todo fue llegando...

Otras caprichosas ilusiones vividas estos años

Todo lo vivido en Honduras estuvo impregnado de felicidad: un gran proyecto de investigación; de nuevo mi forma de vivir de siempre, creyendo en la actitud desprendida de la gente que me rodeaba; una naturaleza indomable y unos lugares únicos. Todo me entusiasmaba. Fueron largos años para explorar, vivir, gozar y, a veces, sufrir. Todo era posible. Y a ello me puse con aplicación y con mis ilusiones de siempre.

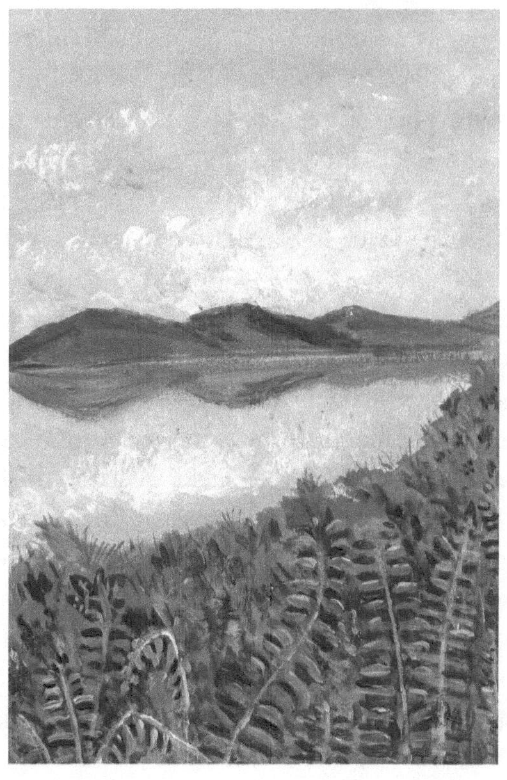

Mis visitas a las plantaciones de *Phlebodium decumanum* y *Polypodium leucotomos* en las proximidades del lago Yojoa, a unos 140 kilómetros de Tegucigalpa, hacia el norte, eran habituales en cada uno de mis viajes a Honduras. Me gustaba salir de madrugada de Tegucigalpa y, por aquella tortuosa carretera sin señalizar, aventurarme a lo que la naturaleza decidiera cada día: espesas nieblas, lluvias torrenciales, algunos claros en el cielo, truenos. Así solía llegar a las inmediaciones del lago Yojoa, paraíso de mis sentimientos. Adaptaba mis visitas técnicas a las plantaciones a la climatología. No dejaba nunca de explorar algún rincón del lago, que llegué a conocer con mi amigo José en su bien equipada barca. A veces continuaba hasta San Pedro Sula para visitar a mis niños del hogar de la Fundación Amor y Vida y conocía algo de la vida nocturna de esta ciudad. Además de los niños del Dr. Jovel, había algún enfermo de VIH-SIDA que me había «descubierto» como el científico de la calaguala. Yo intentaba siempre hacer olvidar este nombre vulgar e introducir el nombre científico, *Phlebodium decumanum*.

Menos frecuentes y más monótonos eran mis viajes hacia el sur, hacia el Pacífico hondureño. A medida que se bajaba de Tegucigalpa, aumentaba el calor pegajoso. Descubrí un día un panel con la inscripción: «Playa de las Gaviotas». En ese lugar, tras una verja cerrada, se encontraba la casa de vacaciones de mi amiga Delmy. Desde el día que nos conocimos tuve acceso franco a esa casa. Recuerdo que Delmy se empeñaba siempre en que yo me sintiera relajado, seguro y protegido[4] y hacía siempre lo posible para que fuera acompañado por su hombre de confianza en su grupo de empresas. Recuerdo muy especialmente la noche de fin de año de 1997; yo estaba trabajando solo en el laboratorio de El Picacho, aprovechando las vacaciones navideñas del personal.

El 31 de diciembre de aquel año, especialmente frío, decidí irme a la playa de las Gaviotas; Delmy me rogó que no fuera solo y su hombre de confianza apareció por El Picacho para acompañarme a la costa pacífica. Esta vez quería el calorcito del Pacífico después de tanto frío en El Picacho.

---

4 *Quizá Delmy temía algo que ocurrió años después con un miembro de su familia, que falleció secuestrado el mismo día que íbamos a celebrar mi vuelta a Honduras con una cena de amigos.*

Recuerdo tres cosas de aquel fin de año: la primera fue una enorme serpiente que se cruzó en nuestro camino, muy cerca ya de la verja de entrada; la segunda, el inacabable abrazo (¿de muerte?, ¿de amor?) de dos escorpiones negros, enormes, ya de noche, en la penumbra de una de las terrazas de la casa de Delmy; la tercera, la foto de las huellas de mis pies tras haber salido del agua después de un baño solitario al amanecer de aquel año 1998.

Habrá otros retazos de mi alma en el próximo capítulo. Recordemos que esta historia cubre el período hasta 2006. Quedan aún doce años de nuevas experiencias de un programa de investigación que no se detiene y de una vida que, con alguna tristeza y nuevas alegrías, continúa.

…a creative scientific mind recognizes when it is time to star viewing something from a whole new perspective

Happy accidents, Morton A. Meyers, 2007

Capítulo 8

¿Más sueños o más realidades?

Nunca tuve gran aprecio ni mejor consideración hacia los grandes congresos, llamémosles de ciencias médicas. Sin embargo, he asistido a muchos, la mayor parte de las veces con cierto escepticismo y toda la distancia de por medio. Como ejemplo de esta distancia quiero dejar claro que nunca me alojé en ninguno de los hoteles reservados para congresistas. Siempre quise estar solo, aprender solo y observar en soledad.

Siendo aún joven investigador en Francia, mis colegas franceses me hicieron participar en un congreso mundial de Bioquímica que se celebraba en Madrid; recuerdo muy bien que mi contribución científica fue muy original: demostré que el colesterol podía formarse en plantas mediante una ruta biosintética nueva, demostrada sin duda alguna en mi trabajo. Lo cierto es que no me produjo ninguna ilusión especial aquella aparición mía en un congreso. Quizá la culpa venía de mi comportamiento. Yo quería aprender de las sesiones científicas sin mezclarme con nadie en las celebraciones extracientíficas. Llegué a decir: «Hay que suprimir los congresos científicos por anticientíficos».

Recuerdo excepcionalmente la gran intensidad científica de ese otro congreso al que asistí en París en 1976. Ya vivía en España, impartía mis cursos de Bioquímica en Alcalá de Henares y decidí ir a ese congreso pensando en aprender algo nuevo para contar a mis alumnos; y así fue. Recuerdo con emoción mi encuentro con tres personajes que significaron mucho en los avances de la oncología y de las neurociencias. El primero fue mi amigo personal Pierre Potier, hasta entonces muy limitado a los alcaloides de *Vinca rosea* y a sus hallazgos con vincristina y vinblastina, con el apoyo de los laboratorios Pierre Fabre. Años más tarde, Potier dio un paso decisivo en quimioterapia: el docetaxel —segunda generación de taxanos, después del paclitaxel (taxol)— se cruzó en su vida. Aquel tejo (*Taxus baccata*) que hubo que abatir para abrir una nueva vía de acceso a Gif sur Yvette vino «mansamente» a sus manos. Como él me contaba un día, en lugar de mandar el árbol abatido a su eliminación, guardó sus hojitas en forma de agujas y las estudió, y así se abrió el firmamento de la nueva quimioterapia oncológica de finales del siglo XX y de comienzos del siglo XXI.

El segundo fue Mathé, del centro Goustave Roussy de Ville Juif, considerado como el padre de la oncología moderna. Nos explicó cómo estaba tratando distintos tipos de leucemias con BCG, la vacuna contra la tuberculosis, buscando una forma de estimular lo que entonces se conocía como defensas. Pierre Potier me presentó a Mathé, con el cual intercambié algunas palabras.

El tercero fue Guillemain, uno de los descubridores de los péptidos hipotalámicos u hormonas liberadoras hipotalámicas.

Cuando vi la estructura y masa molecular del primer tripéptido (TRH, 362) y sus propiedades biológicas en el control de la liberación hormonal adenohipofisiaria, no pude por menos que bautizar aquellos descubrimientos como «la rebelión de los pequeños», en homenaje a aquellas pequeñas moléculas de sorprendente actividad biológica. Recordaba una conferencia del premio Nobel Woodward, en la que manifestaba este gran químico orgánico su convencimiento de que las moléculas químicas con actividad biológica empezaban a ser interesantes por encima de seiscientos de masa molecular. Las descripciones que Guillemain hizo para llegar al aislamiento y purificación de unos miligramos de péptidos hipotalámicos de pequeña masa molecular, partiendo de un millón de hipófisis de cordero y revolucionando con sus estudios la neuroendocrinología, me entusiasmaron.

He asistido a otros congresos dejándome presionar por colegas y tomando parte más activa en los mismos. Mencionaré, por la tensión creada con mi intervención, aquel europeo de Química Terapéutica, cuya sede central fue la Facultad de Farmacia de la Universidad Complutense. Fui invitado a un coloquio sobre la enseñanza de la asignatura Química Médica o Química Farmacéutica. Hablé de su origen inglés, *Medicinal Chemistry*, y expuse con convicción y argumentos que la asignatura española —sea cual fuere su nombre— no debería estar encuadrada en una facultad concreta, y menos aún en Farmacia, dado el poco apego observado en jóvenes aspirantes a investigadores, que rechazaban todo trabajo de contenido químico orgánico «porque ellos eran farmacéuticos». Propuse que esa asignatura fuera extracurricular y pudiera acceder a su aprendizaje cualquier persona con formación universitaria e interés. Aquello fue interpretado por algún profesor de Farmacia asistente al acto como un desprecio mío hacia los farmacéuticos. El coloquio científico finalizó con felicitaciones por parte de muchos asistentes y silencio por parte de otros. Sentí que mis palabras fueran malinterpretadas y me pregunté si también en aquella ocasión salió a relucir mi supuesta superioridad.

Dejé algunos años de asistir a este tipo de acontecimientos científicos, exceptuando aquel día, en Santiago de Compostela, en el que participé en una interesante mesa redonda sobre investigación académica e investigación aplicada. Dominé mis impulsos y dije menos de lo que debí decir. Recuerdo que participó conmigo el profesor Cadórniga cuando estaba en la cresta de la ola por haber abierto nuevas vías a la mortecina asignatura Farmacia Galéninca con la introducción de los nuevos conceptos de biodisponibilidad y bioequivalencia.

Sí he participado en otros congresos «menores» que han significado mucho para mí. Mencionaré tres de ellos. El primero, en Salamanca, a principios de septiembre de 1986. Fui a este congreso para estar en soledad en Salamanca; desaparecí de Madrid tras el fallecimiento de mi padre a mediados de agosto en Antequera. Presenté un trabajo de biodisponibilidad de fármacos a través de la piel y, por primera vez en mi vida, me integré en las actividades no científicas del congreso, descubriendo el lado más humano de este tipo de reuniones. Lo simple y la *serendipity* hicieron el milagro. El recuerdo de este congreso de Salamanca me ha acompañado y acompañará siempre.

Los otros dos, relacionados con el *Phlebodium decumanum*, uno en noviembre de 1999 y el último en febrero de 2006, merecen también ser relatados aquí.

Corría el año 1999, final de aquel período «macabro» de mi vida, con una única luz que me iluminaba: mi ilusión por la posible eficacia de aquella formulación de fronde de *Phlebodium decumanum* en un grupo de enfermos terminales de SIDA. Gracias a los trabajos de todos mis colaboradores en Honduras y en los Estados Unidos, pudimos demostrar la disminución de la carga viral y la mejoría en los enfermos tratados con *Phlebodium decumanum*. Yo fui el encargado de presentar y defender los resultados en el I Congreso Centroamericano de Enfermedades Infecciosas/Sida, celebrado en San Pedro Sula. Hube de demostrar después que el *Phlebodium decumanum* no poseía efectos antirretrovirales directos; su acción se debía esencialmente a su efecto regulador de la respuesta inflamatoria caracterizada por la liberación de TNF. No se trataba de una acción directa sobre el virus VIH, sino de un efecto modulador de la respuesta inflamatoria mediada por TNF. Jocosamente decía que el *Phlebodium decumanum* hacía sentirse al virus menos cómodo. Mis colegas del Jackson Memorial Hospital debieron de comprender mis postulados científicos y se adelantaron a buscar otras aplicaciones al extracto, todas relacionadas con la regulación de la respuesta inflamatoria. De esta forma, me vi obligado a redactar la famosa patente estadounidense, que abarcaba el uso de preparaciones de *Phlebodium decumanum* en SIDA y cáncer y había sido aprobada en 2001.

Seguí trabajando y manteniendo contactos con altos organismos internacionales que se ocupaban de la enfermedad del momento: la infección por VIH. Y así aprendí mucho de la burocracia que imperaba en todos estos organismos: ONU, UNICEF, OMS, US-Medical Health, etc. Llegué a la conclusión de que todos estos grandes organismos buscaban tratamientos para parar o erradicar la infección, que empezaba a aparecer de forma preocupante en los países del bienestar económico: se buscaban medicamentos eficaces sin preocupación alguna por el precio. Y yo cometí el error, en mi conferencia del mencionado congreso, de ofrecer un tratamiento barato para, al menos, ¡frenar la enfermedad hasta la llegada de los famosos antirretrovirales! Comprendí que era poco menos que imposible entrar con el *Phlebodium decumanum* en el multimillonario mundo del SIDA y del cáncer. Reduje mi contribución a enfermos de estas dos patologías en los países hipócritamente calificados como «en vías de desarrollo», es decir, subdesarrollados. Y pasaron varios años más de trabajo, con altibajos en mis ilusiones, hasta que volvió a emerger en mi vida la palabra *serendipity*.

Esta pequeña historia «serendipitosa» surgió una vez más en un vuelo, esta vez de American Airlines, de Miami a Tegucigalpa. El piloto comunicó que volvíamos a Miami debido a la falta de visibilidad, que impedía la aproximación a Tegucigalpa y el aterrizaje en el aeropuerto de Toncontín. Pregunté a una de las azafatas por la causa de esa falta de visibilidad y me aclaró que todo se debía al humo: estábamos en la estación seca, se quemaban los bosques y, a veces, sucedía este fenómeno. Mi pensamiento fue inmediatamente al *Phlebodium decumanum*: se queman los bosques; me quedo sin planta para continuar mis estudios. ¡Qué catástrofe!

Pero tuve tiempo para pensar que había que asegurarse de que la plantación de *Phlebodium decumanum*, en las orillas del lago Yojoa, iba a seguir produciendo plantas en ese monocultivo puro, único en el mundo; y reflejos para actuar de inmediato: olvidaríamos la repoblación de los cultivos con plantitas recolectadas del bosque y desarrollaríamos un método de crecimiento y propagación de plantas en el laboratorio a partir del material biológico original, las esporas de plantas jóvenes e impolutas. Y así se hizo, con el concurso de los botánicos y taxonomistas locales. Las esporas cultivadas en laboratorio dan lugar a la formación de plántulas que, posteriormente, son trasplantadas al terreno de la plantación hasta que se convierten en plantas adultas. Me encargué personalmente de enviar al centro de depósito de materiales biológicos NCIMB, en Escocia, un pequeño frasco conteniendo unos gramos de esporas (cantidad suficiente para obtener millones de plantas) junto con el método de cultivo de las mismas, asegurando de esta forma la existencia de la variedad biológica *Phlebodium decumanum*. No fue una tarea fácil el depósito de estas esporas en ese centro de referencia, que no tenía en su lista de materiales biológicos esporas como tales. Sí aceptaban semillas. Hube de explicar que los helechos no se reproducen por semillas y certificar en inglés que las esporas «no eran semillas ortodoxas» («*I accept and recognize spores are not orthodox seeds*»). Y así llegó a mi vida el CBD (*Convention of Biological Diversity*).

Coincidió con mi época de redacción y obtención por vía directa de la *US Patent* 6228366. Mantuve excelentes relaciones con la Oficina de Patentes y Marcas española. Me hicieron una larga entrevista sobre mi experiencia investigadora, que fue publicada en la revista *MARCHAMOS* del segundo trimestre de 2001, y fue de aquí desde donde partió la idea de comunicar al CBD mi aportación a la conservación de la biodiversidad por haber salvado de su extinción esa polipodiácea hondureña de nombre *Phlebodium decumanum*. La delegación española en el

CBD dio publicidad a esta historia en el congreso del CBD celebrado en Kuala-Lumpur (Malasia) en 2004, en el que aparecían desplegadas en el gran *hall* del congreso algunas de mis fotos de Honduras. La Secretaría General de la ONU, de quien dependía el CBD, logró mi compromiso, a través de la delegación española, para que diera una conferencia en inglés en la siguiente sesión plenaria del CBD, que se celebraría en Granada (España) en los primeros días de 2006. Y a ello me puse.

Pensé: «La *serendipity* llama de nuevo a mi puerta». Y volvieron mis sueños y mis ilusiones. ¡Un organismo internacional como el CBD se interesa por el *Phlebodium decumanum*! ¡Sin yo buscarlo! Preparé a conciencia mi conferencia y mis pensamientos sobre Alma-Ata, y el famoso eslogan («Salud para todos en el año 2000») volvió a resonar en mí. Esta vez iba a ser el momento definitivo para el *Phlebodium decumanum*. Mi conferencia bien estructurada en inglés, sin papeles, con sentimiento y con todos mis sentidos puestos en ella, iba a ser decisiva. En su título quise abarcar todo lo mucho que había representado en mi vida y en la vida de otras muchas personas; en ella resalté los aspectos de investigación del proyecto, lo que había supuesto de transferencia de conocimientos hacia un país en vías de desarrollo, la vertiente asistencial en enfermos sin acceso a tratamientos solo disponibles en los países desarrollados, la protección de esos hallazgos mediante una patente internacional en la que yo había renunciado a mis derechos y mi aportación a la conservación de la diversidad biológica. Todo esto volvió a llenar de ilusiones mi vida. Pero volví a comprender que el CBD era un organismo burocrático más. Un congresista me hizo la siguiente pregunta: «*What do you think about biopiratery? Is your story a new case of biopiratery?*». La pregunta me pareció una provocación en toda regla; casi una acusación de que mi trabajo era un caso de biopiratería, palabra ya de moda que perseguía a los que estudiábamos especies biológicas naturales. Creo que mi encendida respuesta fue: «¡Usted no ha entendido nada de mi trabajo; esto no es biopiratería! Lo siento».

El CBD se acercó a mí equivocadamente. Me abrieron sus puertas mis amigos de la delegación española, a quienes les estoy agradecido por el interés que mostraron hacia mis trabajos. Quizá mi distanciamiento del congreso y congresistas fue esta vez un error; empecé no asistiendo a la fiesta flamenca de recepción de congresistas y solo aparecí por el congreso el día de mi inscripción y el día de mi conferencia. Me dediqué a estudiar y, fiel a mis principios, no me alojé en ninguno de los hoteles reservados para los congresistas. Ni tú, mi querido *Phlebodium decumanum*, ni yo merecimos el trato de indiferencia recibido. No éramos unos invitados más a la fiesta de la diversidad biológica. Presentamos un trabajo digno, de muchos años y de mucho calado, demasiado para esos festejos internacionales con los que se justifican esas delegaciones; esta vez asistieron 360. Descubrí que Tuvalu, una isla de Oceanía, tenía una nutrida representación en el congreso y me explicaron la razón: Tuvalu tiene una diversidad biológica tan rica que merecía tener su propia delegación.

Y así quedamos el *Phlebodium decumanum* y yo: algo «tocados» y diluidos en aquel extraño mundo que no era el nuestro. Pero los trabajos tenían que continuar; el *Phlebodium decumanum* y su carácter de BRM de élite seguían indómitos.

Nuevos caminos, nuevas perspectivas (Francia, EE.UU., ¿otra vez España?)

¿Qué había fallado esta vez? ¿Qué había pasado? ¿Por qué no surgió el apoyo deseado de esta reunión mundial del CBD? Recapacitando y cavilando mucho, comprendí que uno de los problemas de la indiferencia observada en las delegaciones asistentes es que se trataba de un desarrollo científico hondureño. Así me empeñé en presentarlo: había que demostrar que Honduras —país en vías de desarrollo— disponía de tecnología para llevar una planta desde su propagación *in vitro* hasta los estudios clínicos en inmunomodulación demostrados *in vitro* e *in vivo*. Mi obsesión era dignificar y ensalzar a Honduras y este afán mío por resaltar que se trataba de un desarrollo científico llevado a cabo en Honduras fue negativo para el futuro del proyecto: aquel extracto purificado de fronde no había sido obtenido según las normas europeas GLP (*Good Laboratory Practices*). Por otra parte, la actividad inmunomoduladora solo había sido demostrada en macrófagos murinos procedentes de líneas celulares tumorales.

Volví una vez más la cara a Francia y reviví mi pasado de investigador en el CNRS francés. Me inscribí en la jornada científica que los jóvenes investigadores franceses organizan para oír y aprender algo de sus mayores: *Journée des anciens chercheurs*. Acudí a la jornada de 2011 y tuve el honor de pronunciar la conferencia inaugural en francés, basada en la modulación de la liberación de TNF, en el mismo anfiteatro en el que bastantes años atrás había defendido mi tesis de doctorado de Estado. El título de mi conferencia fue: «*Empirisme, Science Moderne et Serendipité: le cas du Phlebodium decumanum*». Recuerdo que, emocionadamente, empecé diciendo (en francés, por supuesto): «En este mismo lugar, hace cuarenta años, defendí mi tesis de doctorado de Estado; hoy vuelvo a pronunciar una conferencia científica en este anfiteatro y vengo con las mismas ilusiones de entonces». Buscaba con esta conferencia interesar al grupo francés Greentech, que operaba con extractos naturales en su laboratorio situado en las proximidades de Clermont-Ferrand, con personal científico surgido de aquel vivero de científicos de productos naturales que eran el CNRS y algunas facultades de Farmacia francesas. Los trabajos realizados con este grupo francés permitieron confirmar lo ya realizado en Honduras.

Las fusiones y el cambio de las prioridades científicas de este grupo me llevaron a entrar en contacto con otro laboratorio francés, Berkem, este situado en las proximidades de Bergerac y dotado de toda la moderna tecnología de extracción y análisis para obtener el extracto de fronde purificado. Resolví de esta forma el «marchamo» de calidad burocrática que no tenía el extracto por haber sido obtenido y manipulado en un país como Honduras, en el que no se aplicaban las normas GLP. Quisiera aclarar en este punto que la calidad y reproducibilidad del extracto hondureño no eran inferiores a las obtenidas en Europa.

Inicié hace varios años estudios analíticos muy detallados y profundos mediante las técnicas analíticas más modernas de LC/MS (cromatografía líquida de alta resolución acoplada con espectrometría de masas), aprovechando la amistad y buena disposición del profesor J. L. Vílchez, en la Universidad de Granada. Los últimos años han sido de un intenso trabajo analítico, en el que el profesor Vílchez y su equipo se han esforzado en utilizar diferentes tipos de columna y estudiar diferentes condiciones experimentales. No he llegado a los resultados que yo pretendía: un sistema analítico que sirva de huella dactilar (*finger print*) del extracto. El trabajo realizado ha ido mucho más lejos de lo deseado, pero la huella dactilar con métodos tan potentes no ha sido posible establecerla. No se trata de identificar «por catálogo» los compuestos que aparecen en el bosque de picos cromatográfico; se trata de seleccionar el extracto reproducible en unas condiciones cromatográficas seleccionadas y dando siempre un perfil de actividad de BRM.

Nuevos trabajos biológicos

Los últimos años han supuesto la infusión de nuevos bríos en los estudios de actividad biológica, todos centrados en demostrar la actividad BRM del extracto purificado y obtenido siguiendo normas GLP. Recordemos que el extracto de *Phlebodium decumanum* había quedado definido por su actividad antiinflamatoria, basada en la modulación del TNF y de sus receptores solubles. Estos brillantes trabajos fueron llevados a cabo en el CBM (Centro de Biología Molecular), en colaboración con el equipo del Dr. M. Fresno. En ellos se utilizaron esencialmente macrófagos de la línea celular J774, estimulados con LPS o LPS + γIFN.

Las relaciones con el profesor Andrew Lichtman, en el Brigham & Women Research Center, perteneciente a Harvard Medical School, me permitieron llevar a cabo unos ensayos con macrófagos frescos activados de igual forma. Estos ensayos, llevados a cabo por el equipo de trabajo del profesor Lichtman, no dieron, desgraciadamente, los resultados esperados. Recurrí al profesor Lichtman por sus estudios desde hace años en aterogénesis y su relación con el sistema inmunitario; según Lichtman, el sistema inmunitario participa en todas las fases de la aterogénesis, incluyendo las reacciones inflamatorias que siguen a la captura y oxidación de las LDL. Confiaba mucho en obtener algún resultado positivo usando macrófagos frescos de ratón. No fue así.

Nuestros esfuerzos continúan y van dirigidos, una vez más, a definir el perfil BRM con las técnicas más actuales, a fin de poder aplicar los conceptos más modernos orientados a establecer modelos de cardioinmunoprotección. Este amplio esquema de trabajos abarca el comportamiento del extracto de *Phlebodium decumanum* sobre la activación de células T, su papel en la presentación antigénica de células dendríticas a células T y en la activación de monocitos primarios. Todos estos trabajos se llevan a cabo actualmente en el *Department of Immunology* de la Facultad de Medicina de la Universidad de Tufts, en Boston, dirigido por la Dra. Pilar Alcaide.

Con estos trabajos espero llegar a una definición completa del perfil BRM, que explicará las acciones inmunomoduladoras del *Phlebodium decumanum*. La importancia de esta definición es crucial.

El desarrollo científico que se lleva a cabo con *Phlebodium decumanum* se puede considerar «poco ortodoxo», como ya tuve ocasión de explicar en la jornada científica del 2011 en París. Empecé mis trabajos con lo que «llegó a mis manos» a principios de 1989 y es lo que estoy tratando de desbrozar desde entonces. He elaborado un programa científico, pero no he podido olvidar a los que esperan sufriendo, con la ilusión de los grandes resultados que permitieran las curaciones esperadas, y siempre pienso en la promesa de Alma-Ata: «Salud para todos en el año 2000». Las bondades y la fe ciega en el producto se iniciaron con una supuesta planta, llamada calaguala desde tiempos remotos. El uso empírico de dicha planta abarca un amplio número de enfermedades que tienen una raíz común de disfunción inmunitaria o respuesta inflamatoria no controlada, caracterizada por los elevados niveles de TNF. De esta forma, han sido los propios enfermos los que han ido revelando los efectos beneficiosos de la planta en enfermedades tan diversas como infección por VIH-SIDA, cáncer, artritis reumatoide, lupus eritematoso sistémico, síndrome de sobreentrenamiento físico, esclerosis múltiple, insuficiencia cardíaca, etc. Todo nuestro trabajo ha ido orientado desde el principio a demostrar el perfil BRM. ¡Estamos ante un caso clarísimo de un BRM de élite!

Algunas anécdotas de aeropuertos en mis idas y venidas a Honduras

Han sido muchos los años yendo a Honduras siguiendo siempre la misma ruta: Madrid-Miami-Tegucigalpa. Para los curiosos diré que el aeropuerto de Tegucigalpa (Toncontín) es de difícil aproximación y arriesgado aterrizaje. No así el de San Pedro Sula —segunda ciudad importante del país—, construido en una amplia y plana zona sin montañas. Es, lógicamente, en los aeropuertos donde he tenido vivencias que he retenido en mi mente y en mi corazón. Recuerdo mi emotivo encuentro en el aeropuerto de Miami con el Dr. Hernán Corrales, hondureño de gran altura científica y extraordinaria calidad humana. La moderna dermatología le debe mucho. Tras sus años en Harvard, el Dr. Corrales decidió instalarse en el Hospital Escuela de Tegucigalpa. Era un enamorado del *Phlebodium decumanum*, que seguía siendo para él la antigua calaguala. El Dr. Corrales venía aquel día de Bogotá y, al verme, se emocionó contándome sus avatares en Colombia. En pleno congreso de dermatología se sintió muy mal y fue operado del corazón con la máxima urgencia; me mostró la gran herida quirúrgica aún no cicatrizada en su pecho.

Pero en el aeropuerto de Miami, una de las vías de entrada más variopinta a los Estados Unidos, he presenciado el contraste entre esas masas de europeos que vienen a disfrutar de sus vacaciones al sol y esas otras masas de hispanoamericanos que vienen buscando un lugar en el «paraíso yanqui» donde poder organizar sus vidas. Para esta gente joven, con ganas de vivir, con luz y tristeza en la mirada, llegar a Miami supone realizar el sueño de su vida: trabajar y ser aceptados por una sociedad cruel que, al menos, les va a dar una primera oportunidad. Quizá sea esto lo más importante en los Estados Unidos: siempre habrá una primera oportunidad para los que llegan y siempre será posible hacer más y mejor que en cualquier otro país.

Los europeos vienen, en cambio, de vacaciones. Muy frecuentemente en grupos de la misma nacionalidad. Alemanes (¡cómo no!) prepotentes, tratando de colarse y adelantarse a los «indios no alemanes» en las interminables colas que se forman para pasar el control de policía. ¡Tienen prisa por ponerse rojos en las playas de Miami! Franceses con su toque cultural —según creen ellos—, que se diferencian del resto por el destino final: eso de quedarse en Miami es una horterada poco cultural y continúan a su destino final en Tampa, Fort Lauderdale o algún punto de los Everglades. Italianos, siempre desenfadados, expresivos y ruidosos. Y españoles, muchos y muy variados españoles, de diversas comunidades. Grupos de españoles de provincias que se reúnen en Madrid y, en viaje organizado, inician su periplo por las Américas. Periplo muchas veces limitado a Miami, playas y ¡Orlando! (Disney World). Son los típicos grupos que son paseados desde Madrid a Jerusalén, Roma, Lourdes, Egipto, etc. ¡Qué más da!

Fijémonos en una familia española «como Dios manda»: padres y dos hijos que viajan a Orlando. Ya se sabe que «familia que a Orlando va unida, permanece unida». Van a Orlando a celebrar algo para contarlo después como ejemplo de felicidad conyugal alcanzada a lo largo de los años. Edad de los padres, unos 45 años. Los hijos, de diez a quince años. La madre, elegante, morena (¿esquí? ¿UVA?), de peluquería, con sus inevitables mechas (¡cuántas rubias con mechas hay en España!), con modelito Orlando-Corte Inglés, mandona y cabreada por la lentitud de la cola. No comprendía que los «indios» hispanoamericanos deben ser exhaustivamente controlados: no tienen su noble aspecto y son sospechosos de no alcanzar los niveles de pureza exigibles para la entrada en este país. El padre, silencioso y pasivo. Quizá se trata de un ejecutivo/ejecutor que, exhausto, ha podido tomarse unos días lejos de la vorágine de sus grandes actividades. Al fin, esta familia como Dios manda se ha podido encaminar hacia Orlando. ¿Celebran quizá el decimoquinto aniversario de boda? ¿Quizá San Valentín? Dejemos a esta familia que continúe su viaje a Orlando, visite las maravillas de Disney World, critique a estos americanos, raros y tontos, y vuelva a España dando lecciones de cómo es la sociedad americana (sobre todo ella, mandona) después de una experiencia «tan larga» en un ambiente «tan americano».

A veces, en el tiempo de espera de la interminable cola, era preguntado en algún idioma por mi playa de destino. Cuando aclaraba que no era mi destino ninguna playa, mostraban su extrañeza. Un día, un par de francesitas se vieron sorprendidas al escuchar de mí la historia de por qué iba a Tegucigalpa, lugar desconocido para ellas. Les aclaré: no hay turismo; hay pobreza, miseria, enfermedades y mucha gente —también niños— muere sin acceso a los medicamentos de las sociedades del bienestar. «Espero —les dije— no haber introducido en esta conversación algo que les "importune" en sus días de vacaciones. Pero sepan que eso es Honduras; eso es Centroamérica. Esos son los llamados países en vía de desarrollo».

Volvamos finalmente a estos inmigrantes hispanos, portadores de vida, ilusiones, energía y ganas de trabajar lejos de sus países, en esta sociedad difícil pero, al mismo tiempo, acogedora. Estos inmigrantes, que aún no han sido maleados por la codicia, ya que vienen de países en los que no es fácil sobrevivir y en los que, a diferencia de los países del «bienestar», no han tenido ocasión de pedir nada a la vida. Vienen a los Estados Unidos, siempre tierra de acogida. Algunos han salido de algún aeropuerto de Centroamérica. Quizá de Tegucigalpa, a muy poquito tiempo de avión de este fastuoso e insultante Miami, sede de grandes negocios, artistas, millonarios y... veraneantes felices. Ahí, tan cerca de Miami, se encuentra la entrada a los países pobres: un pobre y desvencijado aeropuerto, como el de Toncontín, a cuya llegada se palpan la desigualdad, la miseria, las privaciones de todo tipo, la enfermedad y la muerte al acecho en cada esquina. Dejar el aeropuerto de Miami, impresionante de medios técnicos y apabullante de ritmo y movimiento, para ir a Honduras, por ejemplo, supone un choque brutal, difícil de comprender. ¿Por qué esas diferencias?

Las imágenes que tengo acumuladas después de tantos viajes a Centroamérica a lo largo de estos últimos treinta años son una mezcla de extrañeza, sobresalto, compasión y rabia contra la opulencia: se respira pobreza, desigualdad e indigencia; gente que pretende obtener algún pequeño beneficio en forma de limosna, de venta de algún artículo o de cambio —más favorable— de moneda local por dólares estadounidenses; tullidos, pero sobre todo niños con esa mirada luminosa pero triste, mezcla de ilusión, aceptación de la realidad y abatimiento. Y, una vez más, ¿por qué han nacido en ese mundo de soledad y privaciones de cariño, en el que cada día es una aventura encontrar lo mínimo para subsistir?

Bien, dejemos estos pensamientos para otro día. Hoy estamos aún en Miami, viendo a esos europeos que vienen buscando el sol y las playas de Florida o esos días de «familia feliz» en Orlando. Y volvamos a hablar Tegucigalpa y de su aeropuerto, Toncontín, mi próxima etapa.

Toncontín, el aeropuerto de Tegucigalpa, es de difícil acceso para los aviones y de muy complicado aterrizaje. Las pocas compañías aéreas que allí operan lo hacen con un reducido equipo de pilotos, conocedores de aquel complicado espacio aéreo: el avión debe penetrar por un hueco en las montañas que rodean la ciudad, con sus laderas abigarradas de barracas de madera en las que la gente del campo se instala ilegalmente buscando algún horizonte a su vida; enfilar la única pista, corta, y frenar a tiempo, antes de toparse con esa abrupta montaña rocosa donde acaba la pista. Durante muchos años, en ese final de pista había siempre apostados fotógrafos de prensa esperando captar el momento de la catástrofe. Lo consiguieron alguna vez.

La terminal, los controles de policía y aduana y la recogida de equipajes, todo en un espacio reducido de maderas desvencijadas, dan paso a la realidad del país: rostros de gente vapuleada por la vida que viene al aeropuerto a «buscar fortuna»: cambio de moneda sin pasar por el banco, cuestaciones de distintas religiones, tullidos que piden una ayuda, oferta de taxis ilegales y, para mí, observador permanente, ojos y miradas anhelantes sobre un fondo de desesperación y tristeza. Todo a escasas dos horas de Miami.

Debo reconocer que este humilde aeropuerto ha supuesto en mis múltiples viajes el comienzo de un período de reflexión y de trabajo en silencio. Aprovechaba muy a menudo mis vacaciones españolas para irme a Honduras a trabajar sin molestar a nadie cuando necesitaba pensar, refrescar mi mente y alejarme de la «cargada y viciada atmósfera europea del bienestar». ¡Cuántas ilusiones le debo al aeropuerto de Toncontín! ¡Cuántos encuentros me ha proporcionado! ¡Cuántas muestras de cariño y admiración he recibido!

Un día de un mes de febrero, tras largas jornadas de trabajo allá arriba, en El Picacho, decidí hacer caso a todos los que me hablaban maravillas de las islas de la Bahía, pequeño grupo de islotes en el Caribe, considerado como las islas de fantasía o islas del paraíso, al que se accede desde Tegucigalpa en un pequeño avión con cabida para quince o veinte personas. En esas islas operaban años atrás los piratas ingleses —Henry Morgan, por ejemplo—, que, en la mejor tradición inglesa, atacaban y rapiñaban todo lo que pasaba por allí. Aquel fin de semana decidí trabajar el sábado y pasar el domingo y el lunes en las islas del paraíso. Reservé mi plaza para Roatán y el domingo, temprano, me fui a Toncontín, donde esperé desde las 8.00 hasta las 15.00, momento en el que decidí abandonar mi idea de pasar esos dos días en el «paraíso». ¿Qué ocurrió? Muy simple y muy hondureño todo: se desató una extraordinaria tormenta, con vientos huracanados y lluvias torrenciales. Vuelos suspendidos, estado de alerta en las islas, etc. No pude ir a las famosas islas, de lo cual no me arrepiento, ya que no confío mucho en esos lugares declarados oficialmente paradisíacos. Estuve, pues, unas ocho horas en el aeropuerto y, gracias a ello, viví la siguiente historia.

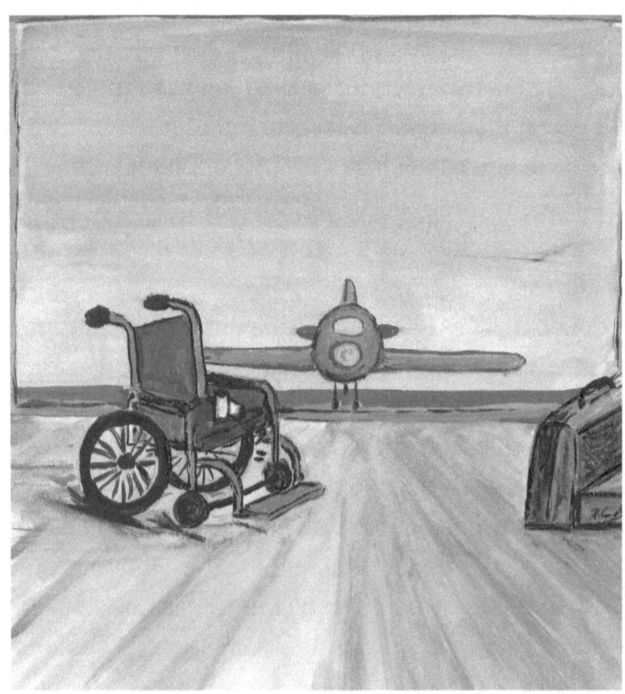

Me dediqué a observar a mi alrededor y me llamó la atención la quietud y la dulce mirada de una chica joven que estaba en una silla de ruedas. Me preguntaba por qué estaba postrada en aquella silla de ruedas. La estuve observando mucho tiempo y, en un momento, decidí hablar con ella. Pude confirmar, ya más cerca de ella, su gesto simpático, su mirada dulce y su placidez. No tenía rasgos hondureños, pero sí nombre de por allí: Luz María. Su enfermedad: esclerosis múltiple en fase avanzada. Su pequeña historia: treinta años de edad, madre de cuatro hijos y abandonada por todos cuando su enfermedad fue a más. Siempre con el mismo gesto plácido de dulzura y agradecimiento a Dios, que siempre le ayudaba. Yo le hablé del *Phlebodium decumanum* y de las grandes esperanzas, más tarde confirmadas, de su utilidad en esclerosis múltiple. Le di algún dinero y le prometí que le llevaría cápsulas donde me dijera. Para reafirmarme su confianza en Dios y que tenía motivos para tener esa expresión de dulzura, me confesó que unos vecinos muy pobres la habían recogido y que siempre había buenas personas que la traían al aeropuerto. La sillita de ruedas —que yo había visto vacía con frecuencia— la dejaba siempre en el aeropuerto y no se la robaban. No podía quejarse: siempre encontraba ayuda en gente buena. Sus elogios y cariño hacia mí me emocionaron. Me indicó dónde podría encontrarla: «En la colonia 21 de febrero, al lado de una pollera».

Mis amigos de la universidad se negaron a acompañarme y me pidieron que no fuera a ese peligroso lugar. Ningún taxista quiso llevarme cuando decidí ir por mi cuenta. Fui varios días al aeropuerto y solo encontré la silla de ruedas vacía. En ella dejé un par de frascos de cápsulas. Volví a España y nunca más pude volver a ver a Luz María. En silencio y en mi interior agradecí a aquella tormenta el haberme impedido ir a las islas.

Mis ratos libres en Boston: mis bibliotecas y sus secretos

Hablar de mis ratos libres en Boston, aparte de mis ratos de pesca, alguna comida a base de langosta de Maine y visitar algún pequeño restaurante en el que degustar la famosa y sabrosa *clam & chowder soup*, es hablar de dos bibliotecas que llenaban mis momentos de lectura y estudio: la Biblioteca Pública de Boston y la biblioteca «noble» de la Facultad de Medicina de Harvard.

Debo confesar mi escaso apego por los museos y mi desmesurado entusiasmo por las bibliotecas. Su orden, su silencio, los conocimientos plasmados en las páginas de sus libros me transportan siempre al mundo de mis silencios y de mis ilusiones, aún intactas, por aprender, por saber más. Me gusta sumergirme en el mundo de los tesoros ocultos de las bibliotecas.

La Boston Public Library encierra para mí y para cualquier curioso de la cultura y del conocimiento varias enseñanzas. Su edificio más emblemático —aunque no el original—, el edificio McKim, construido entre 1888 y 1895, es de estilo neorrenacentista y destaca, según reza en los manuales, «por sus proporciones perfectas, su serenidad clásica y su elegancia, llevadas con modestia». En su interior destacan, aparte de sus suntuosas escalinatas, galerías y salones, las pinturas murales de Puvis de Chavannes y John Singer Sargent, con su imponente obra pictórica *Triumph of religion*. La excelente página de Internet describe con sumo detalle su historia, su ampliación en 1972 con el edificio Johnson, su presente, sus innumerables actividades culturales y su fondo documental, constituido por más de seis millones de libros y documentos. Con todo, prefiero resaltar los principios y alguno de los lemas de esta envidiable institución. Fundada en 1854 por iniciativa popular, su sesquicentenario, celebrado en 2004, fue considerado en los Estados Unidos como uno de los hitos históricos de aquel país. En su fachada neorrenacentista resalta que su fundación se debe a la «munificiencia y espíritu público de los ciudadanos» como tributo «del pueblo al avance del conocimiento». Subraya, finalmente, «la necesidad de la educación de los ciudadanos como salvaguarda del orden y la libertad». En su *hall* principal figura un escueto: «*Free to all*», es decir, abierta a todos. Y a todas, habría que agregar, como dicen ahora muchos de nuestros incultos políticos.

Como a menudo me pasa en las bibliotecas y también en las librerías, otra de mis grandes aficiones, mi ilusión por ver «todo» y por hojear «todo» se vio trastocada por lo no esperado, por lo imprevisible. En esta ocasión fue el cartel anunciador de una exposición sobre Miguel de Cervantes y la Edad de Oro española en la tercera planta del edificio McKim. Pude visitarla con calma en dos ocasiones. El gran éxito que tuvo hizo que se ampliara el tiempo de exposición y visitas. A esta exposición dediqué una buena parte de mi tiempo en Boston en esa ocasión y a ella le debo estas reflexiones, inspiradas por las joyas que, como español, pude contemplar y examinar con orgullo.

Como rasgo general de la exposición debo resaltar la admiración desbordada por la contribución del Siglo de Oro español a la cultura universal. Esto es ya gratificante. Me detuve especialmente en el examen de algunos manuscritos que acompañaban a distintas ediciones del *Quijote* y otras obras de Cervantes y Lope de Vega, llamándome particularmente la atención los que paso a reseñar.

Encontrarse con el diccionario manuscrito latín-español-latín de Elio Antonio de Nebrija, publicado en 1570, con una nota-resumen sobre la personalidad del autor, profesor de Retórica en la Universidad Cisneriana de Alcalá de Henares tras largos años de formación humanística en Salamanca y en Bolonia y haber dedicado toda su vida a la enseñanza de la lengua española, fue para mí un hallazgo en estos tiempos en los que la enseñanza del latín ha desaparecido de los planes de estudio. ¡Sin comentarios!

Poder detenerse ante el manuscrito de Lope de Vega de *El castigo sin venganza* firmado por el autor, con correcciones, tachaduras y adenda fue igualmente un regalo inesperado.

Atrajo mi curiosidad la obra *The life of Guzmán de Alfarache*, versión inglesa de 1708 traducida, según se recoge en la reseña, de la «nueva versión francesa» de *El pícaro Guzmán de Alfarache*, de Mateo Alemán, obra cumbre de la picaresca. Se apoya en realidad en varias traducciones francesas, entre otras en la de Chapelain, según me explicó con posterioridad mi mujer, que dedicó varios años de trabajo en la Sorbona al estudio de distintas traducciones francesas, en especial la de Chapelain. El entusiasmo mostrado en la explicación sobre la influencia de la picaresca en la literatura universal (textual) en la nota que acompañaba a la obra expuesta es asimismo de agradecer a la Biblioteca Pública de Boston.

Los que me conocen saben de mi admiración y respeto por el noble arte de librero, especie en trance de desaparición. La informática, creen muchos, es imparable y puede con todo. ¡Qué tristeza y qué vacío cuando la búsqueda de un libro se confía exclusivamente al ordenador, sin el sabio consejo y el comentario autorizado del librero! ¡Cuánto he escuchado y he aprendido de los libreros! Pues bien, descubrí en la exposición un manuscrito de 1573 titulado *Libro de las Ordinaciones de la Cofradía del Officio de los libreros*, fundada en la iglesia del Sr. Santiago de Zaragoza. Un homenaje al bello arte de librero, pensé para mis adentros.

Despertó mi interés un pequeño manuscrito de 1607 de Melchor de Santa Cruz: *Floresta española de apothegmas o sentencias sabias y graciosamente dichas de algunos españoles*.

El recuerdo imborrable de la Biblioteca Pública de Boston me ha hecho pensar mucho en nuestros estudiantes españoles, empujados hacia la pendiente de la ignorancia y la ramplonería por esos planes de estudios que inexorablemente conducen al empobrecimiento mental.

El ventrílocuo que cambió el mundo

Así rezaba el título de una exposición que pude visitar en la Boston Public Library. Debo confesar que el título atrajo mi atención y que entré en dicha exposición sin tener ni idea de qué podía tratarse. En seguida lo supe: se trataba de Alexandre Vattemare, cuya extraordinaria vida transcurrió entre 1796 y 1864. Se le puede considerar como el fundador de la colección americana de la biblioteca administrativa de la ciudad de París, pero sus esfuerzos, sin descanso, durante los últimos treinta años de su vida permitieron crear el medio oficial de intercambios culturales entre América del Norte y Europa. Vattemare puede ser considerado como el precursor de la UNESCO; muchos años antes de que este organismo existiera, se ocupó de preservar y crear vías de intercambio de bienes culturales allá por donde iba... mostrando sus dotes de ventrílocuo. Brillante estudiante y brillante médico, tuvo muchos problemas por ser un ventrílocuo excepcional. En la Facultad de Medicina «hacía hablar» a los cadáveres que se encontraban depositados en dependencias cerradas. Por esas dotes mágicas que tenía se le denegó el título de médico, pero la falta de personal médico hizo que se le encargara cuidar a unos cuatrocientos heridos de guerra prusianos infectados de tifus. Parece ser que los horrores de la guerra le llevaron a abandonar el ejercicio de la medicina y se dedicó por entero a actuar como ventrílocuo. En sus numerosos viajes fue descubriendo muchas obras de arte que había que conservar. Fue un genio brillante, que paseó sus inigualables capacidades por todas las refinadas cortes europeas: Prusia, Dinamarca, Polonia, Rusia, Bélgica, Holanda, Hungría, Checoslovaquia, islas británicas. La imitación de las voces era de tal calidad que llegó a preguntársele si reunía él solo en la misma casa todos los seres vivos. Este fue el gran Nicolas-Marie-Alexandre Vattemare: médico, ventrílocuo y precursor de la UNESCO más de cien años antes de su fundación, sin que apenas se le conozca en la UNESCO, como pude comprobar en las relaciones que tuve con este organismo hace tres años a propósito de la declaración como Patrimonio de la Humanidad de los dólmenes de Antequera.

Otra de mis bibliotecas preferidas es la *Francis A. Countway Library of Medicine*, mi rincón de estudio en Harvard Medical School, en las proximidades del *Brigham & Women Center for Excellence in Vascular Pathology*. En este centro tienen sus laboratorios mis amigos los profesores Luscinskas y Lichtman. Mi hija Pilar trabajó varios años en el equipo del profesor Luscinskas antes de aceptar su puesto en el NCRI (National Cardiology Research Institute) de la Universidad de Tufts.

En la biblioteca Francis A. Countway me aíslo con frecuencia para estudiar. Generalmente llevo mi material de estudio, aunque aprovecho para consultar libros o revistas científicas. La biblioteca tiene una colección de unos 650.000 volúmenes y unas 3.500 revistas científico-médicas, y tiene establecidas como sus misiones principales «cultivar y avanzar la educación, la investigación, la erudición y el crecimiento profesional en ciencias de la salud y biomédicas».

A esta biblioteca, de acceso muy controlado, fui por primera vez de la mano del profesor Luscinskas. Ahora soy conocido por los estudiantes que controlan la entrada de estudiosos. Dedico siempre un tiempo a pasear por los pasillos de las distintas plantas para detenerme en contemplar los cuadros que adornan las paredes; en ellos se representan hitos importantes de la medicina que han sido cubiertos en Harvard. ¡Es una biblioteca que me emociona y llena muchas de mis mañanas en Boston!

Una tarde en Bergerac

Bergerac es una pequeña ciudad de la Occitania francesa, no lejos de Burdeos. A ella se puede acceder dese Madrid viajando en avión a Burdeos y, desde allí, en tren o en coche hasta Bergerac. Mis estancias han sido serenas, como corresponde a una tranquila ciudad francesa. La comida, como en toda Francia, es buena, destacando lo típico de esta región: *foie-gras*, patés y platos cocinados con aves (*volailles*). Mis trabajos con mis colegas de Berkem pueden considerarse impecables. Y mis paseos, solo, por sus calles también. En todos los lugares había folletos turísticos con la figura de Cyrano de Bergerac. Un día me escapé en busca del monumento a Cyrano. Lo encontré en una placita, en una noche tranquila, fresca y luminosa; la luna llena se veía. Es una estatua espectacular con la conocidísima figura que popularizó Edmon Rostand en 1897. ¿Y por qué razones quería visitar aquella placita con el monumento a Cyrano? Tres razones tenía para hacerlo: la primera, por el solo hecho de estar en Bergerac; la segunda, porque la figura de Cyrano, tal y como la viví viendo la película de ese mismo título, me conmovió. Supongo que sería una producción cinematográfica fiel a la versión teatral de Edmond Rostand. La tercera, en recuerdo de mi gran amigo Pepe Bouderé, artista sublime de la caricatura, que un día me obsequió con una caricatura mía con mi primo Juan Alcaide, en la que hacía referencia a mi nariz y a la de Juan de forma magistral, con el siguiente texto, conversación mantenida entre Juan y yo:

YO: *Juan, este Pepe nos ha dotado de apéndices cartilaginosos muy prominentes.*

JUAN: *Obvio y evidente; y a mí me viene a la memoria, y con eso le contesto, aquello de Cyrano de Bergerac: «¿Qué es una gran nariz, chato insolente? Condición de hombre honrado, trabajador y valiente, liberal, ingenioso y bien nacido, tal como soy yo y vos nunca habéis sido».*

Estos motivos son los que me llevaron a interesarme por la figura de Cyrano de Bergerac, de nombre completo Hercule-Savinien de Cyrano de Bergerac, personaje real en la vida (1610-1655), nacido en París y fallecido en Sannois (Val d'Oise), poeta, dramaturgo y pensador francés, considerado un libertino por su actitud irrespetuosa hacia las instituciones religiosas y seculares. Tuvo una vida turbulenta, murió de sífilis y está enterrado en el cementerio parisino del Pére-Lachaise, inmortalizado en un ensayo extraordinario de Unamuno que me cautivó cuando lo leí. Su título: *El cementerio del Pére-Lachaise.*

Hume insistía en la idea de que la única base sólida para el conocimiento de los seres humanos y el mundo a nuestro alrededor se encuentra en la experiencia y en la observación.

El infiel y el profesor, Dennis C. Rasmussen 2017

Capítulo 9

Más ilusiones y mucha *serendipity*: el científico también se asoma a otros mundos

Pasaron muchos años desde el día que empecé a hacer investigación. Aprendí a esperar la llegada del joven Mariano con sus espinacas frescas a su puesto en el mercado de Bravo Murillo. Un puesto de venta que merecía ser pregonado a ritmo de aquel mirabrás con el que descubrí el gran cantaor que había en José Menese:

> *Venga usted a mi puesto hermoso*
> *y no se vaya usted, salero.*
> *Castañas de Galaroza*
> *yo vendo, camuesa y peros.*

La letra de este mirabrás me sirvió para explicar a más de un cantaor que Galaroza (solían cantarlo como Garalosa) era un pueblo cercano a la sierra de Aracena, en Huelva, cuyas castañas eran famosas, y que camuesa y pero eran dos variedades de manzana.

Sí, mi vida de investigador casi empezó en un puesto de verduras del mercado de Bravo Murillo, en Madrid. Cada mañana iba feliz con mi ramito de espinacas a empezar mi trabajo con aquellos cloroplastos frescos que me iban a proporcionar los resultados que me había negado aquella «malvada y desagradecida» cepa de *Clostridium pasteurianum*, a la que estoy seguro de haber tratado con suma delicadeza. El joven Mariano, que cada mañana me traía de su huerta las espinacas más frescas cargadas de cloroplastos a los cuales mimaba, hizo posibles mis avances en comprender los mecanismos de la inhibición y desacoplamiento de la fotofosforilación oxidativa.

Así empecé a aprender Bioquímica, a compartir lo que iba aprendiendo y a decidir no ser únicamente un científico, a no conformarme con ser solo un científico. Me volqué en leer a Unamuno y leí todo lo que había escrito don Miguel. Y en mis ratos libres iba a Salamanca a imaginar por dónde deambulaba don Miguel, pensando y sufriendo en su interior, con sus contradicciones y sus obsesiones con el más allá. Visité su antigua casa en Salamanca y me situé frente a la pared de su habitación, en el lugar en el que pasaba horas reflexionando sobre sus discusiones filosóficas con otros. Es curioso que sus dos obras prohibidas en España las encontré en 1964 en la biblioteca del Instituto de Enseñanza Media de Villa Cisneros, en el antiguo Sahara español: *Del sentimiento trágico de la vida* y *La agonía del cristianismo*. Un primer caso de *serendipity* cuando aún no conocía esa palabra, que llegó a mi vida casi veinte años más tarde en el Dove Valley, a unos cincuenta kilómetros de Nottingham, pero muy lejos del Sahara.

Los años me enseñaron a no estar quieto y a investigar, aprendiendo de los grupos de investigación más reputados y envidiados de cada momento en el mundo, en los cuales fui aceptado y escuchado. Volviendo atrás mi mirada, y con la sinceridad de mi corazón, quiero reconocer que siempre traté de destacar en todo. Un día, hablando con mi amigo Antonio, decidimos no emplear la expresión «ser mejor». No eran pocos los grupos que presumían de tener «a los mejores», de buscar «a los mejores», de seleccionar siempre «a los mejores». Y nos preguntábamos siempre: «¿Mejores de qué? ¿Mejores en qué? ¿Mejores en relación con quién o con quiénes?». De esta forma hicimos desaparecer esta palabra de nuestro léxico habitual y decidimos estudiar mucho, aprender mucho de todo —de nuestro campo y de otros campos— y aprender a compartir todo. Así destacaríamos sin proponérnoslo y sin buscarlo. Y, como la vida es corta y no da para mucho, era importante ponerse a la tarea desde el primer día. Y las cosas fueron viniendo poco a poco. La brillantez silenciosa también. Y si alguien quería definirnos como mejores, allá él. No queríamos ser mejores que nadie; queríamos ser eso, destacados en todo, muy buenos.

A Antonio le preocupaba menos esto de la brillantez en todo. Pero a mí sí. Yo me había propuesto, en secreto, destacar en todo siempre. En investigación, en enseñanza, como conferenciante y como conocedor y divulgador de temas culturales. No podía conformarme con ser solo un científico «condenado a saber mucho de lo suyo», lo que equivalía a decir condenado a tres tipos de hermetismo: hermetismo de lenguaje, hermetismo de conceptos y hermetismo ligado al secreto.

El primero, el del lenguaje, lo rechacé de plano en las tres lenguas que conozco a fondo: español, francés e inglés. ¿Cómo lo superé? Escribiendo en las tres lenguas cosas que no tenían nada que ver con mi actividad científica del momento y leyendo literatura no científica en las tres lenguas. En lengua española resaltaré a Unamuno, a todos los de la generación del 98 y a algunos de la generación del 27, a Gabriel García Márquez y, en tono menor, a Mario Vargas Llosa. Leo los libros de Julia Navarro; me gustan la fuerza y el realismo que imprime a sus novelas. Leí a Voltaire, Sartre, Camus y André Maurois en francés. Me gustaban la acidez de Voltaire, la profunda humanidad de Camus y la frescura de la narrativa de Maurois. Sartre me pareció siempre algo brutal; dejé de interesarme en él cuando supe de sus turbulentas relaciones de «macho» con Simone de Beauvoir. Dee Brown —autor de *Bury my heart at Wounded Knee*— y toda la colección de autores de mis libros en inglés sobre los indios de Norteamérica merecen mi reconocimiento y mi gratitud por haber divulgado muchos aspectos de las naciones indias —cheroquis, cheyenes, siux, apaches, comanches, arapajoes, kiowas— en forma de libros que han ido siendo publicados con cuentagotas.

El segundo hermetismo, el de los conceptos, se vence con prudencia, hablando de ciencia únicamente cuando se es preguntado. Nunca he olvidado que el mundo científico es pequeñito y su lenguaje, limitado; es, por tanto, muy importante estar informado de todo lo no científico que nos rodea y de todas las actividades culturales que configuran la sociedad en que vivimos (cine, teatro, música e incluso política). No caer en este hermetismo está muy ligado a no caer en el hermetismo del lenguaje.

Finalmente, el hermetismo al que obliga el secreto de lo que se está haciendo. Este es el hermetismo que más odio por ser el que más daño hace al progreso científico: el secretismo del trabajo de investigación, unas veces porque los ejecutores del proyecto científico se creen en posesión de algo importante; otras, por tratarse de una invención de posible patentabilidad. Secretismo es decir actitud anticientífica.

Desde muy joven estuve obsesionado por estos hermetismos, a los que combatí participando en todo tipo de actividades lejanas a mi especialidad científica. Estos hermetismos me enseñaron, curiosamente, a ser abierto, a interesarme por todo, a descubrir la naturaleza y a disfrutar con todo, especialmente con lo indescriptible de la belleza de lo imperceptible, de lo pequeño. ¡Todos mis descubrimientos de cosas bellas han ido de la mano de mis actividades científicas en tantos lugares del mundo! Me asomé a muy distintos mundos, me metí en ellos, descubrí mucha belleza silenciosa oculta que exploré a fondo y dejé todo a un lado cuando me convencí de que había llegado hasta el final. Ya no tenía nada más que explorar. Estaba convencido de saberlo todo sobre ese tema.

Me propuse demostrarme a mí mismo que un científico con inquietudes culturales podía llegar a conocer, y a describir como nadie, otros mundos a los que se asomara: historia, realidad del momento, temas de arraigo popular como la tauromaquia, el flamenco, fiestas populares. Y salí muy airoso, solo con pequeñas salpicaduras cuando mis intervenciones, firmadas como doctor en Ciencias por las universidades de Madrid (Complutense) y de

París (Orsay), eran consideradas como intrusismo por los especialistas del ramo. He participado con otro estilo, ¿quizá científico?, en acontecimientos populares que voy a tratar de resumir aquí.

El científico se asoma al flamenco

Mi afición al flamenco, por ejemplo, venía de lejos. Lo consideraba como una forma de expresión popular profunda, intensa, sublime. ¡Cuánto decían aquellas letras! ¡Cuánto aprendí de aquellos tablaos! Pero todo me parecía poco. Quería más; tenía que desentrañar lo que había dentro del cante jondo. A diferencia de los intelectuales de la Generación del 27, que decidieron interesarse sin demasiada fijeza y con no muchos conocimientos, animados por García Lorca y Falla, yo sentía el flamenco y quería asomarme a él no como un científico con interés en su vertiente cultural, sino como un científico con sentimiento. Y tuve la suerte de entrar en ese mundo, tan ajeno para el público que solo ve el espectáculo en sí en el momento de celebrarse. Y lo hice de la mano de Blanca del Rey, bailaora de excepción, conocedora de todos los palos y profundizadora de cada cante, de cada personaje, de cada raíz histórica. Todo ocurrió una noche de julio de 1986, cuando la vi bailar por primera vez en su Corral de la Morería. Bastaba con ver bailar a Blanca lo que fuera para trasladarse al mundo de los silencios. Ni tan siquiera era preciso verla bailar su excepcional y única *Soleá del mantón*. Con Blanca aprendí la complejidad del flamenco cuando intervienen toque, cante, baile, palmas (¡las justas!) y el compás. Y la simplicidad y belleza de lo bien hecho. Y lo he podido vivir y ver en pequeños escenarios, en grandes teatros, en jardines de grandes palacios y ¡en el gran anfiteatro de la Sorbona! Allí, en ese anfiteatro en el que años antes recibimos y homenajeamos al científico inglés Derek Barton cuando fue galardonado con el Premio Nobel, años más tarde dio su recital Blanca del Rey. Flamenco —cante, baile, guitarra, palmas y compás— en la Sorbona. Se podría titular aquella noche de luna llena de un mes de noviembre como la noche en la que el duende bajó a la Sorbona. Me atreví a escribir la letra muy ajustada de una soleá, la *Soleá de la Sorbona*, que fue cantada por Palacín y bailada por Blanca una noche en el Corral de la Morería meses más tarde, y cuya letra es:

Noche y luna en la Sorbona
y suena una soleá.
Ciencia y cultura despiertan
por ver a Blanca bailar.

Y el duende se hace dueño de la noche cuando y como quiere. Hace unos cuantos meses de agosto viví una experiencia inolvidable con el cantaor Fosforito, uno de los grandes que, con su estilo único, marcó una época en el flamenco. Joven aún, había perdido muchas de sus portentosas facultades. Se decía que se había quedado sin voz. Actuaba en una noche flamenca de agosto en Antequera. El marco, espectacular. Como fondo, la cadena montañosa que separa Antequera de Málaga. La luna, siempre sabia, espectacular, dejándose ver y «aupándose» para oír a Fosforito. Buenos presagios. La luna no se asoma en balde. Comenzó Fosforito en tono menor y con gesto tímido, como de pedir disculpas por su declive. De pronto, cantando una soleá, vino el sentimiento, bajó el duende de las alturas y cantó como nunca. Aquello fue inenarrable. El sentimiento hizo brotar su voz. Nunca había visto a un Fosforito tan pleno. Fui a agradecer al cantaor, al terminar su actuación, por la noche mágica que nos había dado. Le dije que, para mí, había sido su noche cumbre como cantaor. Emocionado, me respondió que su sentimiento «lo había roto por dentro» y su voz «había salido poderosa». No sabía lo que le había pasado. Los flamencos, cantaores, bailaoras y guitarristas, emplean la expresión «romperse por dentro» cuando surge una noche sublime.

Hay otras ocasiones en las que la luna, aunque esté poderosa, decide no asomarse y el duende, no aparecer. Y la noche, que también se presentaba mágica para el flamenco aquel otro mes de agosto en Madrid, quedó en eso: una bonita noche y nada más. En efecto, la luna, casi llena, quedó escondida detrás del escenario de los jardines de Sabatini. Probablemente sabía que el que otrora fuera un gran cantaor de flamenco puro, José Menese, había llegado ya al crepúsculo de su vida artística y también humana, y decidió no aparecer. Parecía estática y aguantó sin dejarse ver hasta el final del espectáculo para no contemplar la patética agonía del cantaor. El cante flamenco reposa sobre dos pilares: facultades físicas y sentimiento. A veces, las limitaciones físicas —en especial de voz— se superan con sentimiento. Algo parecido a los toreros que, en el propio ruedo, se sobreponen a un percance y, trasladados a «otro mundo», derrochan todo su arte sin saber cómo ni de dónde sacan las fuerzas: el sentimiento profundo del toreo deja en un segundo plano al dolor y a la merma de facultades físicas y el arte acaba fluyendo a borbotones. No fue este el caso de Menese; yo esperaba que, aun sin facultades, se hubiera «roto por dentro», pero ni siquiera se resquebrajó.

Y ya que Menese, grande en el pasado, no quiso demostrarnos nada de su arte, pensé en la copla, y qué mejor copla en un mes de agosto, en luna llena, que *El toro enamorado de la luna*. Estoy seguro de que muchos de los toros que se lidian en las fiestas de agosto estuvieron pastando meses antes por esos montes cubiertos de flor blanca de jara y algunos llegaron a enamorarse de la luna. Esa flor de jara blanca que adorna los montes hacia la primavera y que fue inmortalizada en la célebre canción de Mikaela *El toro enamorado de la luna*. Bella flor, sí, pero sin aroma. Y me atreví a un mínimo retoque de la letra de la canción para dotarla de aroma: escribí nardos en lugar de jaras.

> *La luna se está peinando*
> *en los espejos del río*
> *y un toro la está mirando*
> *entre los nardos escondío.*

Me entristeció el ocaso de José Menese este mes de agosto reciente y lo comparé con el genio y el duende de Fosforito aquel otro mes de agosto, más lejano, y con los que quisieron ser cantaores hasta el final, como Manolo Caracol, Beni de Cádiz, Aurelio Sellés y Chano Lobato, cuando se decidió a cantar «de delante» tras muchos años cantando «de atrás» y bordó esas colombianas, sublime canto de amor y de erotismo. Sí, mi incursión en el flamenco con mentalidad investigadora, llena de sentimiento, me permitió ver y vivir sensaciones no captadas en ninguno de los libros y escritos que estuvieron a mi alcance. Llegué a pronunciar una conferencia en la XXIII Semana Cultural de la Peña Flamenca de Córdoba del año 1995. Su título fue: «Del flamenco erudito al flamenco vivido: experiencias de un científico». Y de esta forma consideré cerrada esta etapa de científico que no quiere ser solo científico, no pudiendo olvidar a los grandes del flamenco, como Manuel Torre, ensalzado por todos los libros que he leído por su gran voz, con la que parecía «hablar por soleá, por bulerías, por fandangos o por lo que su corazón de gitano grande le dictara». Sí, el flamenco me ayudó mucho a no ser solo un científico y gracias al flamenco y a su recuerdo encontré inspiración a la hora de diseñar algún experimento, alegría a la hora de celebrar algún logro científico y fuerza e ilusión para superar alguna situación adversa.

El científico en el mundo del toro

Una vez cubierta esta «etapa flamenca», quise asomarme esta vez a la tauromaquia, de nuevo como científico ansioso de palpar y comprender el sentimiento del pueblo hacia esta fiesta que me hacía soñar desde mi niñez. Recuerdo con especial nitidez la lúgubre cena de aquel 29 de agosto de 1947, cuando supimos la muerte de Manolete. Tenía yo ocho años y no podré olvidar la tristeza y las lágrimas de mi hermana Maritere, cinco años mayor que yo. Desde aquel día me propuse acercarme a las corridas de toros con el deseo de entender. Con mi vuelta a España, ya como consagrado y sesudo investigador, y mi vida organizada en Madrid, dediqué un tiempo a «meterme en el mundo del toro». Madrid y sus alrededores, Bilbao, Antequera, Sevilla, Granada,

Málaga, El Puerto de Santa María, Jerez de la Frontera habían constituido mis lugares de referencia, en los que aprendía «a mi manera» a palpar el mundo del toro. Otro mundo de misterio, sensibilidad, arte ¡y sangre! en un ceremonial de vida y muerte. En él penetré de la mano de algunos toreros y ganaderos, dada mi vinculación a la peña taurina Los Cabales de Antequera y a mis relaciones con el club Cocherito de Bilbao desde aquel día en el que escribí un artículo titulado «Toros y cultura en la *Aste Nagusia* (Semana Grande)». Así fui aprendiendo y así fui interviniendo con mis escritos o en coloquios, conferencias y pregones. Descubrí la verdad y la hipocresía de este mundo y siempre pude decir mi verdad, incluso en Madrid, donde un día osé manifestar que «habría que suprimir la feria de San Isidro por antitaurina». Pero volvamos a mi implicación como científico que pretende comprender la fiesta taurina con una versión distinta de lo que es aquello.

Creo que mi aportación de análisis objetivo y sentimental queda reflejada en el pregón taurino que me vi obligado, con todo honor, a pronunciar en la gran peña Los Cabales de Antequera en agosto de 2004:

Me alejé de Madrid para no sentir la influencia negativa de Las Ventas. Me fui a mi aislamiento solitario en la sierra de Cazorla, pensando que un enclave de nombre evocador como Cerrada del Utrero iba a centrarme en la buena vía. Allí hice campo, leí, estudié, aprendí… pero no se encendía la chispa. Me fui lejos de Madrid, esta vez hacia Zamora, y recalé en Toro, ciudad de la que debo destacar su nombre y su plaza de toros, interesante monumento de 1828, veinte años anterior a la de Antequera. La de Toro, demolida en su casi totalidad y posteriormente reconstruida con primor, está contigua al teatro Latorre, formando un conjunto de toros y cultura. Una pequeña joya que me inspiró, y así empecé a escribir unas notas y a intercalar en ellas los pensamientos aislados de autores que han escrito sobre la fiesta de los toros a lo largo de la historia, así como mis propios pensamientos de aficionado desde pequeño a la fiesta nacional, siempre con espíritu observador, escudriñador, que quiere saber más, llegar más allá y, sobre todo, tratar de averiguar e interpretar el porqué de cada gesto, de cada detalle, de cada frase, de cada actitud. Don Miguel de Unamuno, uno de mis símbolos, decía en 1933:

> *Soy español de nacimiento, de cuerpo,*
> *de espíritu, de lengua y hasta de profesión.*

Yo añadiría, además, que soy antequerano y aficionado a la fiesta nacional, nombre que se arrastra desde el año 1135, en la coronación de Alfonso VII. He visto toros desde hace muchos años, en muchos lugares. He participado en tertulias y coloquios taurinos. Y he sido uno de los conferenciantes en las jornadas sobre biotecnología y sus aplicaciones en investigación básica, en medicina y... en el mundo de los toros, celebradas en Madrid hace unos años.

En las mencionadas jornadas de biotecnología defendí lo que yo llamo la variabilidad biológica frente a las supuestas manipulaciones genéticas que, en la mayoría de los casos, se tratan únicamente de algún programa informático que pretende predecir con un margen de seguridad qué toro se va a lograr. Hice igualmente un estudio muy crítico sobre los elementos integrantes o que rodean a la fiesta de los toros, aparte del toro y el torero, como el público, la música, los cronistas taurinos y las tertulias. No he dejado de leer lo que pensaban sobre todas estas facetas de la lidia importantes intelectuales, pensadores, escritores y artistas como Larra, Unamuno, Ortega y Gasset, Zuloaga, Hemingway, Antonio Díaz Cañavate y Bergamín.

Y con este bagaje me pareció oportuno cerrar esta etapa, que me ayudó, de nuevo, a no ser solo un científico. Guardé para siempre el calificativo de Bergamín, *La música callada del toreo*, y lo que para mí es lo más profundo que se ha escrito de una corrida de toros. Se lo debemos a Unamuno:

> *«La tauromaquia es, de todas las bellas artes, la más ortodoxa, pues es la que mejor prepara el alma para la debida contemplación de las grandes verdades eternas de ultratumba. Es, al fin, un espectáculo de muerte».*

Atreviéndome a completar estos pensamientos de Unamuno, diría que algunas faenas —pocas— se convierten en un espectáculo de amor, de vida y de muerte. Una de estas ocasiones la viví una tarde de la feria de San Isidro de 1996; la protagonizaron el toro Cuernos Torpes, 578 kilos, de la ganadería de Samuel Flores, y Joselito. Fue una tarde memorable de amor, vida y muerte. Imperó la belleza de ese romance. Nadie lo comprendió. Se trataba de una corrida de estrellas, organizada y controlada por la llamada prensa del corazón. A nadie interesó. A mí me sirvió, una vez más, para sacar lo más profundo de mi vertiente científica y poder comprender aquel drama. Agradecí a Joselito y a Cuernos Torpes su ayuda para que, un día más, no fuera solo un científico.

Un científico *antequeraneando*: la Semana Santa

Hay otras oportunidades en las que pude demostrar mis sentimientos de científico que no se conforma únicamente con ser científico. Mi pueblo, Antequera, me las proporcionó desde el día que dije solemnemente en un acto público que siempre que Antequera me pidiera colaborar en algo, allí estaría. La Semana Santa es uno de «esos algos» importantes. Nunca he sido «semanasantero», a pesar de comprender y admirar la suntuosidad de la Semana Santa antequerana. En el año 1991 fui invitado como pregonero. ¡Menudo trabajo y menuda dificultad para alguien como yo, científico acostumbrado a la sequedad del lenguaje bioquímico y farmacológico! Advertí de que no podría nunca ser un pregonero como los espléndidos oradores que año tras año pregonan la Semana Santa con énfasis, conocimientos de las cofradías y explosión de fervor cofrade. Yo no era nada parecido. Era solo un investigador científico que iba a tratar de hacerlo bien. A diferencia de los pregones tradicionales, basé mi pregón en los pensamientos de dos científicos —Einstein y Laborit— y defendí que el cante flamenco bien interpretado, con sentimiento y verdad, sin tener que ser una saeta, es lo suficientemente noble para dirigirse a una imagen. Y decidí dar sonoridad musical a cada día de la Semana Santa con un palo distinto de flamenco. Fue todo distinto y acabé convencido de que Antequera y su Semana Santa me habían ayudado a salir de mi cerrado mundo científico y a ser algo más. El capellán de la Agrupación de Cofradías, padre D. Manuel Ginés, lo expresó de forma muy sentida y, muy emocionado, dijo: «Al fin un pregón distinto, un pregón no beato». *¡Cuánto agradecí ese comentario! Mi* *pregón se fraguó entre* Tokio y Ámsterdam. De Japón llegué unos días antes del mismo y para Holanda salí al día siguiente de mi pregón. Era domingo y no lo olvidaré; se me acercó una señora y me dijo: «Ayer le vi a usted en televisión cuando televisaban su pregón; no tengo cultura para entender todo lo que dijo, pero se le veía emocionado y sincero y todo lo que dijo fue muy bonito». Con este recuerdo me fui a Málaga a tomar mi próximo avión a Ámsterdam, vía París.

El científico ante el Día de Andalucía

El Día de Andalucía es un día de celebraciones muy solemnes en todas las ciudades andaluzas. En Antequera se hace entrega de los Efebos en un acto público que tiene lugar en alguna de las grandes iglesias antequeranas. En el 2004 tuve el honor de ser galardonado con un Efebo, distinción que se hace a «aquellas personas y entidades que con su trayectoria han contribuido a engrandecer el nombre de Antequera». Fui el encargado de hablar en nombre de los galardonados en aquel brillante acto público y manifesté que quizá lo que habíamos hecho o tratado de hacer los galardonados había sido *antequeranear*. Recalqué que los premiados habíamos tenido un comportamiento cabal, tratando si no de engrandecer a Antequera, que suena demasiado grandilocuente, por lo menos de dejarla en buen lugar, que, en definitiva, es dejar en buen lugar a Andalucía y, sobre todo, a España.

En esta intervención quise comportarme como lo que era: un científico emocionado. Esta vez, por salir un poco del marco estrictamente antequerano y sin caer en un «patrioterismo provinciano», apliqué el método científico para obtener información directa de cada galardonado y estructurar, posteriormente, un discurso sentido y profundo sobre el significado de esa celebración. El científico se desprendió de su seco lenguaje y dejó hablar a su corazón.

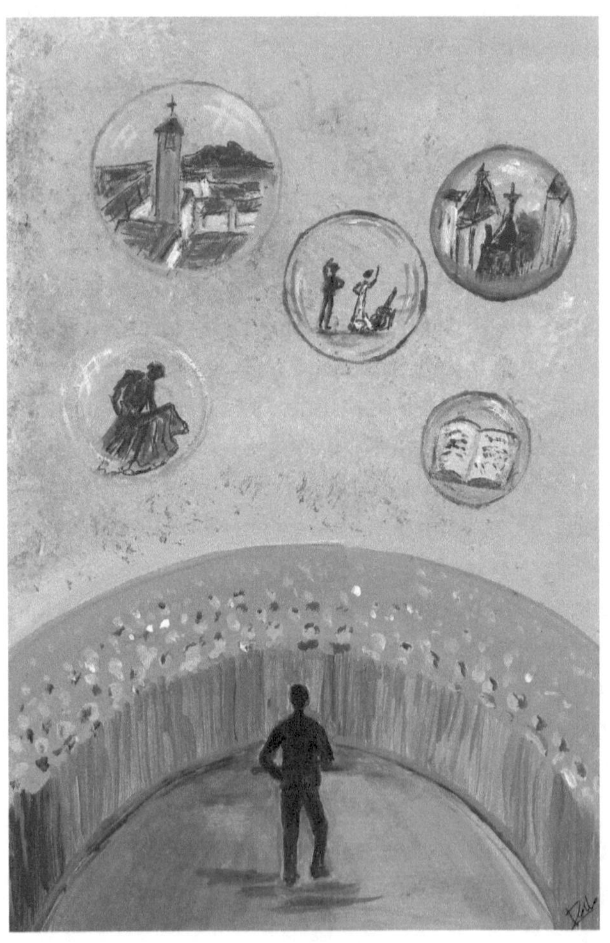

Recordé a Antonio Machado, que, en uno de los diálogos de su personaje Juan de Mairena sobre regionalismos, escribió lo siguiente: «De aquellos que se dicen ser extremeños, gallegos, vascos, catalanes, castellanos, etc., antes que españoles, hay que desconfiar siempre. Son españoles incompletos, insuficientes, de los que nada grande cabe esperar». Su interlocutor agregó: «Según ese razonamiento, los andaluces que solo se sienten andaluces serán españoles de segunda clase». Juan de Mairena añadió: «En efecto, son españoles de segunda y andaluces de tercera». Y yo añadí algo que no fue entendido por mis paisanos antequeranos: interpretaron que les llamaba ciudadanos de cuarta. En realidad, completé el diálogo de Antonio Machado diciendo: los antequeranos que solo se sienten eso, antequeranos, no saldrían muy bien parados: serían, en efecto, españoles de segunda, andaluces de tercera y antequeranos de cuarta.

El científico se asoma de nuevo a su Semana Santa

Esta vez fue muy reciente, en 2017. La Agrupación de Cofradías de Antequera quiso celebrar «a lo grande» su aniversario número 75 y organizó lo que llamó un pregón magno, con la participación de diez pregoneros, entre los cuales estaba yo. Cada uno de estos pregoneros tenía que pregonar una cofradía de la Semana Santa. Me asignaron la Real y Venerable Cofradía de la Virgen de los Dolores Coronada, o Cofradía de Servitas. Acepté ese honor y me vi acompañado de nueve auténticos pregoneros, conocedores a fondo de la Semana Santa de Antequera y brillantes al pregonar las cofradías que les habían sido asignadas. Y yo, entre ellos, para hablar de una cofradía de la cual sabía poco. Su sede estaba en una bella iglesia —Belén— y sus pasos eran espectaculares. Y saqué mi espíritu científico a relucir, husmeando dentro del templo y andando por las pequeñas calles del barrio popular que acoge estas procesiones, con el fin de escuchar el testimonio de las personas que pude abordar. Deduje que estaban orgullosas de todo lo que representaba para ellos la Cofradía de los Dolores. Cierto es que tenían razones para estar orgullosos. Y les explicaba los tesoros que tenían tan a mano. Esto constituyó el eje central de mi pregón: resaltar que la gente y su cofradía lo eran todo en ese barrio de Antequera que mira hacia Granada.

El templo, la iglesia de Belén, es espectacular. Ya se estaba construyendo en 1628 por el portugués Gonzalo Yáñez. En su interior deslumbra la riquísima decoración de yeserías barrocas fondeadas de azul. En el altar mayor destacan un San Bruno, parece que inspirado en el que hay en la Cartuja de Granada, y un San Juan de la Cruz. Recordemos que San Bruno enseñó Teología y Filosofía en Reims y fundó la Orden de los Cartujos, considerada por la Iglesia católica como el modelo perfecto de contemplación y penitencia. En cuanto a San Juan de la Cruz, se trata de un santo cuya personalidad siempre me ha atraído por su inconformismo, su extraordinaria literatura, sus relaciones con Teresa de Jesús, su paso por Pastrana y su posterior y definitivo asentamiento en Andalucía. Empezó a encontrar la paz San Juan de la Cruz en tierras de Jaén y lo dejó plasmado en tierras de Cazorla en 1578. No pudo cumplir con su ilusión de trasladarse a América por su fallecimiento, acaecido en Úbeda en 1591. Parece que tanto el San Bruno como el San Juan de la Cruz de la iglesia de Belén son obras de Mena.

El científico observa perplejo la obscenidad política

Dentro y fuera de nuestro país. Obscenidad política que ha creado su propio lenguaje: sostenible, Latinoamérica, globalización, mundialización, solidaridad, países en vías de desarrollo, líderes, población afroamericana, trabajadoras del sexo, etc.

Hace unos años, en una playa desierta de la península de Ossa, en Costa Rica, encontré a un personaje que, hastiado de la civilización occidental, se había instalado allí. Era francés y, tras «examinarme» y quedar sorprendido —según me dijo— por mis conocimientos, me invitó a discutir con él la palabra de moda del momento: sostenible, en español; *soutenable*, creíamos, en francés; *sustainable*, en inglés. Toda nuestra conversación fue en francés. ¿Por qué *soutenable* y no *soutenu*? Fue una palabreja más, que ahora, en francés, se traduce por durable. Así pues, sostenible, durable y *sustainable*. Y muchos políticos, máximo exponente de la obscenidad, introducen la palabra sostenibilidad, *durabilité* y *sustainability* en todo. Se habla de proyecto sostenible, de desarrollo sostenible. Todo sostenible. Pero no es este mi único hallazgo.

Hace unos años contemplé, atónito, una vez más en mi vida, la consagración de una nueva palabra en el altar laico de la ONU. Se trataba esta vez de la palabra globalización. Se introdujo este nuevo vocablo para oficializar «el proceso histórico de integración mundial en los ámbitos político, económico, social, cultural y tecnológico, convirtiendo al mundo en una aldea global». ¡Casi na!, como diría el castizo. Chirac, aquel presidente francés, símbolo de la hipocresía grandilocuente, fue más lejos en su discurso. Consideró la palabra globalización de contenido limitado y propuso llamar a este proceso mundialización. En su aclaración posterior quedó claro para mí que ambos términos eran unas palabrejas vacías, que iban a llenarse en el futuro de todo lo peor. Añadió Chirac: «Mundialización, pero que siempre tenga presente al hombre». ¡Lo que faltaba! Es decir, todo falso. Todo obsceno.

Mis relaciones con el mundo del SIDA y mi participación en reuniones de organismos internacionales me han brindado muchas oportunidades para despreciar, por obscenas, algunas manifestaciones públicas. En más de una ocasión fui rectificado al hablar de *underdeveloped countries* (países subdesarrollados) en vez de *developing countries* (países en vías de desarrollo), de incidencia de la infección por VIH en prostitutas en lugar de trabajadoras del sexo. Pero, quizá, la palabra que más me indigna es solidaridad, *solidarité, solidarity*. Todo proyecto de lo que sea tiene que ser sostenible y solidario, de solidaridad sostenible o sostenibilidad solidaria. Y nada de decir población negra o población de color; en Estados Unidos solo se permite afroamericano.

No quiero dejar de referirme a una palabra que me exaspera especialmente: latinoamericano. Creo que es un término ideado por Francia, quizá por la masonería francesa, que ha sido adoptado por los más altos personajes de la política, de la religión católica y de la universidad. *Ah, l'Amérique latine!* ¡Qué forma tan simple de renunciar a España y a lo español! Nada de latinoamericanos o latinos: hispanoamericanos, hispanos y, en algún país, iberoamericanos. Tuve ocasión de rectificar a monseñor Cañizares y le rogué, además, que comunicara a Benedicto XVI, anterior pontífice, su error al utilizar esta denominación masónica.

También pude denunciar el «latinismo-americano» con motivo de una recepción real a la que fui invitado en noviembre de

2015. Acabado el acto, abandoné el recinto del Palacio de Oriente paseando, satisfecho pero cabizbajo. En contraste con lo vivido, todo lleno de simbolismo y de buenos deseos entre los más altos representantes de España —país anfitrión y raíz de todo el mundo hispanoamericano (¡no latinoamericano; todo lo más, iberoamericano!)— y de Honduras, en esta ocasión pensé en la situación real de la sociedad española, en la que han quedado sin contenido vocablos y conceptos tales como dignidad, autoridad, respeto por los símbolos, generosidad. Esta sociedad actual que, más que pensar en el prójimo, parece que piensa contra el prójimo. No faltaron en esa magna reunión algunos políticos y periodistas de distintos signos y tendencias. Ni se inmutaron cuando el rey hablaba de España y de la lengua española. Parecía que aquello no iba con ellos; todos parecían felices y todos se saludaban con efusividad. Probablemente porque comparten parecidos intereses, limpios y menos limpios, y quizá también prebendas de dudosa limpieza.

Relaciono esto con algo muy francés y de una elevada hipocresía. Me indigné hace unos años cuando los grandes pensadores del momento se rasgaron las vestiduras por aquel atentado en la sede de *Charlie Hebdo*, revista —en mi opinión— más nauseabunda que satírica. Y todos fuimos Francia y *Charlie Hebdo*, porque sí. Con cierta tristeza, recordé que nunca oí ni vi en ocasiones parecidas relacionadas con nuestro país un «todos somos España». Tampoco en el caso de las Torres Gemelas de Nueva York «todos fuimos Estados Unidos», y menos en Francia. Pero ¡el *marketing* es el *marketing*!, y pudimos asistir al gran teatro francés, puesto en escena en Versalles por el presidente François Hollande, ese comediante de la *grandeur française*, con sus zapatos con alza que le han delatado en alguna ocasión. Pero los inocentes masacrados en París por la locura extremista islámica sirvieron para justificar las intervenciones militares de Francia porque «estos atentados iban dirigidos al corazón de Occidente, representado por Francia, el centro de la democracia, la libertad, la igualdad la fraternidad y la laicidad». «Un ataque en toda regla a la República que Francia no puede consentir». Expresiones como estas y otras parecidas las escuché en directo de los políticos franceses, reunidos en Versalles. También las propuestas de la *grandeur* del presidente de la República. Todo fue válido durante tres meses y todo se puso en marcha en aquel período de medidas de urgencia, incluidos los cambios constitucionales que sean necesarios. *Vive la France!*

Y el científico vuelve a lo suyo: continúa investigando y aprendiendo

Este ejercicio de participar en actividades no científicas muy variadas y salir airoso aprendiendo es una forma de aplicar el método científico a otros ámbitos. De pronto, vuelve el investigador a dedicar todo su tiempo a pensar en sus propios problemas científicos con la intención de ir resolviendo los enigmas científicos pendientes. El caso del *Phlebodium decumanum* sigue reclamando toda la atención tras más de treinta años de esfuerzos. Falta aún por definir el perfil completo de actividad biológica en diferentes modelos experimentales. El uso empírico de la planta y de otras plantas próximas (calaguala) va por delante del conocimiento de los mecanismos biológicos que pueden ser regulados por el extracto purificado de fronde de la variedad monocultivo, cultivada en la proximidad del lago Yojoa (Honduras), uno de mis paraísos. Seguimos basándonos en la actividad BRM demostrada con cultivos celulares de macrófagos murinos de la cepa tumoral J774: estimulados por LPS, el extracto purificado de fronde de *Phlebodium decumanum* regula la liberación de TNF y controla sus niveles en sangre mediante su acción sobre el receptor soluble II de TNF (sTNFII). Esta actividad bastaría por sí misma para explicar los efectos beneficiosos en clínica humana. Pero hay más. Estoy convencido de ello. Y, además, no ha sido posible hasta el momento demostrar esta actividad en macrófagos frescos.

La búsqueda de una definición completa de la actividad biológica del extracto purificado y estandarizado, de denominación EXPLY-37, continúa. El futuro —muy próximo— va a estar basado en nuevos diseños experimentales que van a permitir:

1. Explorar el papel de EXPLY-37 en la activación de células T.
2. Actividad de EXPLY-37 en la presentación antigénica de células dendríticas a células T.
3. Experimentos con monocitos primarios.

Queda, por otra parte, un trabajo químico importante por hacer. ¿Cuáles de esos productos en la «maraña» de picos que aparecen en los cromatogramas de HPLC son importantes para la actividad biológica y cuáles no?

Enigmas químicos y enigmas biológicos que este investigador no ha podido esclarecer hasta ahora.

EPÍLOGO

Este investigador, que inició muy joven sus estudios en química de la vida, ha vivido el nacimiento de la Biología Molecular, hermana menor de la Bioquímica, que ha crecido a pasos agigantados y se ha convertido —a veces de forma errónea y errática— en el motor de los avances de la medicina clínica. La inmunología, por ejemplo, ha experimentado un desarrollo espectacular. Muchas enfermedades con una raíz de disfunción inmunitaria han encontrado su explicación a nivel molecular y en muchos casos su tratamiento, en base a los avances en inmunología. Es posible hoy día estudiar el comportamiento de las células del sistema inmunitario y su viaje al punto en el que tienen que actuar o al punto equivocado al que no deberían acudir, mediante ese movimiento de veloz traslación a través del endotelio arterial combinado con el movimiento de giro sobre su propio eje (*rolling*). Sí, la Biología Molecular, que empezó a andar a principios de los 60 del siglo pasado y fue calificada y condenada como ciencia burguesa por el comunismo soviético, se ha convertido en la «hermana mandona» de la medicina.

La Bioquímica, con más años pero con un caminar poderoso y seguro, ha vuelto a sus raíces para dar cobertura científica a campos de la medicina que necesitaban la explicación de algunos procesos patológicos o para proporcionar fármacos para su tratamiento. La vieja enzimología de Michaellis-Menten ha venido a demostrar su verdad científica y a justificar el uso clínico de viejos fármacos, abriendo paso a nuevos tratamientos: resaltemos el descubrimiento de las prostaglandinas y el papel de los antiinflamatorios no esteroideos (AINES) en la inhibición de la antigua «ciclooxigenasa, COX» —ibuprofeno, por ejemplo— y el posterior descubrimiento de dos ciclooxigenas, COXI (constitutiva) y COXII (inducida), con la aparición de fármacos más específicos sobre esta última (los célebres «coxibs»); la llegada de las estatinas y la demostración de su acción inhibidora sobre la «hidroxi-metil-glutaril-coenzima A reductasa», HMGCoA reductasa, controlando de esta forma los niveles de colesterol sanguíneo; o de los inhibidores de la enzima de conversión (IECA) y su papel en la reducción de la hipertensión arterial. Sí, la medicina ha debido esperar a los avances de la Bioquímica y de la Biología Molecular para seguir dando pasos. ¿Quién iba a pensar hace solo treinta años que muchos problemas gástricos estaban relacionados con la presencia de una bacteria, el *Helycobacter pylori*?

Y así empezó mi caminar por la ciencia: apoyado en la Bioquímica de siempre, guiado por sus principios básicos, mirando un poco de reojo el nacimiento de la moderna Biología Molecular y aprendiendo, absorto, del universo de mecanismos bioquímicos inexplorados que constituyen las plantas. Y así me moví toda mi vida, sin parar y con la pasión de quien quiere saber más de todo, de ciencia y de vida.

Esto es lo que he tratado de desgranar en estas páginas: ciencia y vida. Fui feliz desentrañando los misterios académicos de los esteroles de plantas —fitoesteroles—, desde algas rojas a vegetales superiores. Exploré esteroles extraños en diversos materiales biológicos, desde el polen de cactus hasta un invertebrado marino, y participé en el estudio de las conexiones existentes entre otros invertebrados —insectos— y plantas en lo relativo a las moléculas de fitoesteroles. Tuve la suerte de estar siempre en el centro de aquellos grupos de investigación de los que tanto aprendí. Y, al igual que en otras vertientes de mi vida, exprimí esta parte científica hasta el final. Después presencié con quietud, relajación y sabiduría la llegada de las estatinas, comprobando gozoso que casi nada era nuevo para mí.

Y los conocimientos que iba adquiriendo se revelaban muy útiles para abordar otros campos, científicos y extracientíficos. Siempre estuve convencido de que una sólida formación científica prepara al que la tiene para abordar otros campos. Así, mi formación científica en mis primeros años de investigador en España —autodidacta—, seguida de mis años en Francia y Estados Unidos, fue una sólida base para abordar otras líneas de trabajo con un enfoque más práctico en el mundo farmacéutico: antibióticos, AINES (antiinflamatorios no esteroideos, como ibuprofeno), DALM (*Drugs Affecting Lipid Metabolism*), inhibidores de la absorción intestinal de colesterol y de su síntesis, secreción gástrica y BRM (*Biological Response Modifiers*).

Soy feliz por haber aprendido mucho y por haber compartido mis conocimientos, ya sea en mi faceta de enseñante —que adoro— o en mi faceta de hacer disponibles mis conocimientos de forma práctica a quien los necesitare. Me he considerado siempre un brillante explicador, muy seguro de mí mismo y con el convencimiento de tener siempre de mi parte la razón científica. Siempre he disfrutado enseñando; más a medida que pasaban los años: lógico para un enamorado de compartir lo que va aprendiendo. Siempre he visto con una claridad diáfana que el placer está anclado en aprender mucho y en compartir cada cosa nueva que se aprende. Así fue en el amplio manto científico que la Bioquímica y la Biología Molecular han ido tendiendo sobre la medicina.

En mi otra gran pasión de la vida, los aromas y los perfumes, la química no me ha enseñado mucho, y sigo fascinado por esos aromas puros exhalados por pequeñas florecitas —dama de noche y jazmín— y menos pequeñitas, como el nardo o la flor de azahar. Exceptuando el jazmín, cuyo aroma es debido en gran parte a la jazmona, he pasado muchos años buscando el aroma puro «de lo que sea». Cuando los efluvios de un perfume en una mujer me han llamado la atención, no he dudado en preguntarle por su origen, la mayor parte de las veces sin haber tenido una respuesta convincente. He indagado mucho sobre los aromas y he tenido algunos encuentros «serendipitosos».

El primero tuvo lugar hace unos años en Cannes; llevé a una elegante dama francesa, de gran estilo, un pequeño encargo de una amiga de Madrid. Días más tarde, la dama en cuestión, siempre muy elegante, apareció en mi hotel con un pequeño obsequio: diez frasquitos pequeños que contenían diez esencias aromáticas, aisladas de flores del lugar, para pruebas de laboratorio: combinaciones y ensayos de una nueva serie de perfumes. Estos aromas, únicos, solo se daban en florecitas de la vertiente que mira al mar en Niza y alrededores, según me explicó la elegante señora, que tenía su sede y sus flores en la localidad de Grasse, célebre por sus perfumes. También me dijo que se trataba de un pequeño obsequio improvisado para agradecerme lo que le había traído en mano desde Madrid. ¡Un regalo de fragancias puras extraídas de flores de la vertiente mediterránea de Niza! *Serendipity*, me dije.

El segundo tuvo lugar en las proximidades de playa América, en las cercanías de Vigo; me presentaron a una señora joven y elegante que olía a nardo y, ¡claro!, le pregunté: «¿Dónde ha conseguido usted ese aroma puro de nardo?». Se sorprendió casi tanto como yo; nadie le había hecho observación alguna sobre el aroma que desprendía. En efecto, era una fragancia pura de nardo, obtenida por una casa francesa: esencia de nardo (*tubereuse*, en francés). ¡Cuántos años de mi vida he dedicado a buscar ese aroma de nardo! Y lo acabo de encontrar, sin buscarlo, en una playa gallega. ¡Hallazgo «serendipitoso»!

Y no podrían faltar unas últimas reflexiones acerca del libro *El perfume*, de Patrick Süsskind, publicado en 1985. La impresionante descripción de los olores putrefactos del París de 1738 es espeluznante. La personalidad de su protagonista, Grenouille, también. Todo lo relacionado con el olfato y los olores —nauseabundos al principio— me fascinó. Y me llamó la atención cómo Grenouille descubre Grasse y allí se dedica a explorar los olores de la ciudad y aprende una nueva manera de obtener el «alma olorosa de las flores». Dejemos a Grenouille con su dramático final de vida y quedémonos con el regalo de mis pequeñas muestras conteniendo también el alma olorosa de las flores de Grasse.

No, no supe aplicar mis conocimientos en química de la vida a explicar el alma olorosa de los perfumes. Seguí enamorado de ellos: nunca encontré un aroma puro, salvo el *tubereuse* de playa América. Los otros aromas, obtenidos en laboratorio a partir de esencias puras, los compartí siempre que captaba en ellos algo bello y original: leí, escuché las experiencias inolvidables de los «catadores de perfumes», viví la inesperada experiencia con la gran dama de Grasse. No puedo pedir más placeres a la vida.

Déjenme terminar este epílogo y este libro con olor a nardo, ese aroma inconfundible y generoso que, en muy contadas ocasiones, he querido compartir. Afortunadamente, *tubereuse* reproduce exactamente el aroma de esas varas de nardo que, de vez en cuando, relucen en el salón de mi casa embriagándome hasta su total extinción. Para mis otros aromas de florecitas olorosas, seguiré yendo a mi pueblo, Antequera, hacia la Semana Santa, en busca de la flor de azahar: los naranjos de las calles empiezan a estar en flor. En cuanto al jazmín, puedo captar y disfrutar su aroma en cualquier casa. ¿Quién no tiene una planta de jazmín en Antequera? Y para el bellísimo y delicado aroma de la dama de noche, esperaré la llegada de esas noches de verano antequerano. ¿Quién no tiene allí al menos una maceta de la planta con sus minúsculas flores?

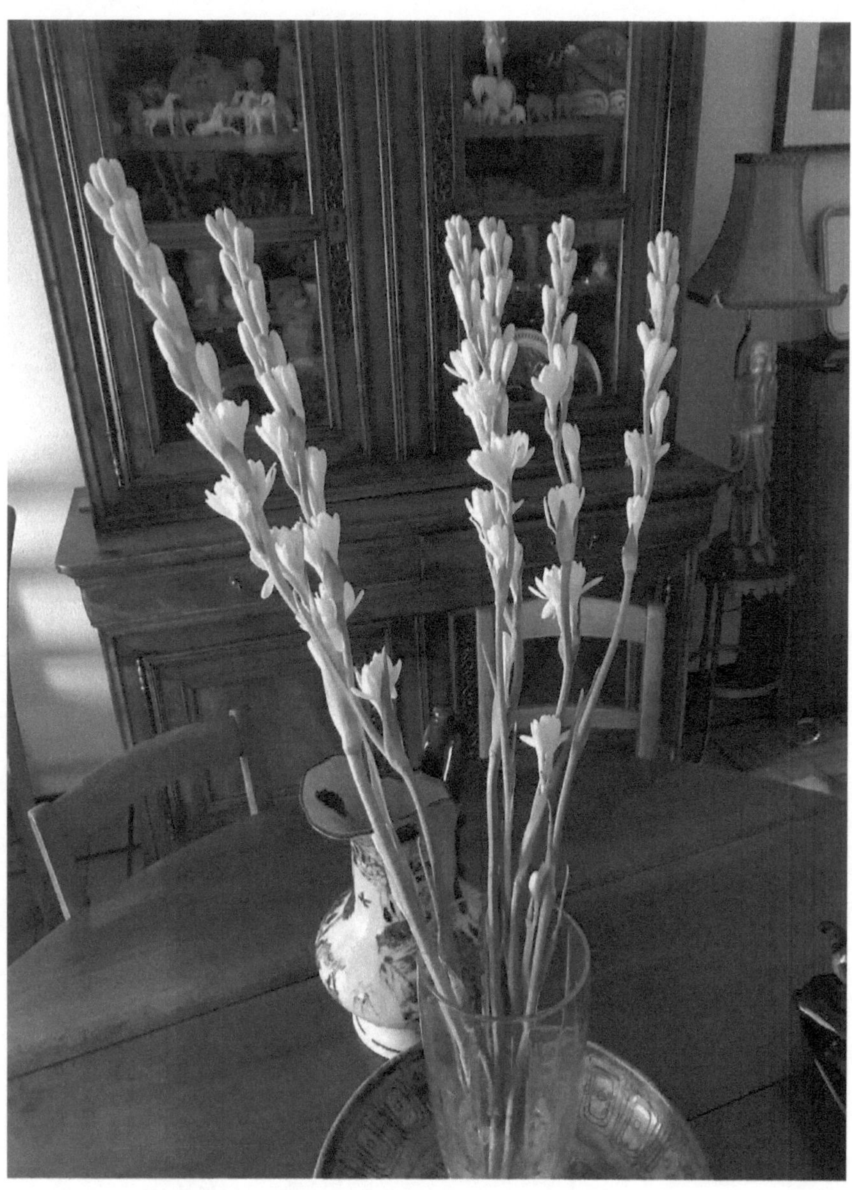

AGRADECIMIENTOS

A Mariluz, por su interés en leer cada capítulo que iba escribiendo. Su constante ánimo y entusiasmo han sido fundamentales para que estos capítulos se convirtieran en un libro y que este libro viera la luz.

A Inmaculada, experta literata, que no ha encontrado en el texto faltas dignas de señalar; al contrario, ha estimado que mi calidad literaria no es nada despreciable.

A Amparo que, según me ha manifestado, ha disfrutado con la lectura de lo que ha leído.

A Merche, más crítica, pero igualmente complacida con la lectura de lo que he escrito.

A Pilar, artista, por el interés que ha puesto al hacer las ilustraciones de este libro.

A Ana, por haber aceptado leer el texto y escribir el prólogo del libro en el que se deja ver su calidad de profesora e investigadora, su altura humana y su gran cariño hacia mí.

A la editorial EXLIBRIC, por haber considerado publicable este libro. Los primeros contactos con Inma, continuados por Carlos, han sido totalmente satisfactorios e ilusionantes para un viejo-novel escritor como yo.

A todos los que con su silencio también han contribuido a animarme.

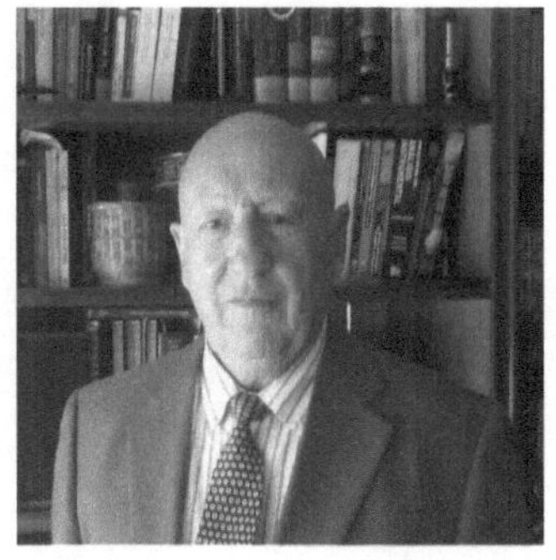

Antonio Alcaide nació en Antequera y lleva muy a gala eso de ser
antequerano. Desde niño fue muy
observador, mostrando siempre
un insaciable afán por aprender.
Su inclinación por las Ciencias de
la Vida fue evidente desde su niñez;
soñaba con estudiar y aprender un
día Bioquímica, con idea de compar-
tir sus conocimientos; de esta forma, obtuvo dos doctorados en
esta especialidad por la Universidad Complutense de Madrid y
la Universidad de París-Orsay.

Con sus estudios ha explorado diversos campos de la investigación académica y aplicada. Sus investigaciones sobre
aspectos muy básicos del metabolismo lipídico le abrieron la vía
a la aplicación de sus conocimientos en áreas de gran difusión
clínica como dolor e inflamación, secreción gástrica, antibióticos
de origen natural, disfunción inmunitaria en SIDA y cáncer.

Siempre ha querido indagar las causas de los fenómenos
biológicos, o dicho en sus propias palabras, «los mecanismos
bioquímicos de los que dependen la salud y la enfermedad».
Aunque su vida ha tenido una clara orientación científica para
aprender y enseñar con arte, Antonio Alcaide nunca ha dejado
de expresar su admiración hacia los estudiosos de las letras y
de manifestar su cariño y respeto hacia el latín, disciplina que,
además de modular su mente, le ha ayudado siempre a configurar
su razonamiento científico.